脊柱微创手术学

主编　汪学松　孙　刚　孙瑞府

U0353607

中国海洋大学出版社

·青岛·

图书在版编目（CIP）数据

脊柱微创手术学 / 汪学松, 孙刚, 孙瑞府主编. —
青岛: 中国海洋大学出版社, 2014.8
　ISBN 978-7-5670-0614-0

　　Ⅰ.①脊… Ⅱ.①汪… ②孙… ③孙… Ⅲ.①脊柱病
—显微外科学 Ⅳ.①R681.5

　　中国版本图书馆CIP数据核字（2014）第092458号

出版发行	中国海洋大学出版社		
社　　址	青岛市香港东路23号	邮政编码	266071
出 版 人	杨立敏		
网　　址	http://www.ouc-press.com		
电子信箱	dengzhike@sohu.com		
订购电话	0532-82032573（传真）		
责任编辑	邓志科	电　　话	0532-85901040
装帧设计	青岛乐道视觉创意设计工作室		
印　　制	日照日报印务中心		
版　　次	2015年3月第1版		
印　　次	2015年3月第1次印刷		
成品尺寸	140 mm × 203 mm		
印　　张	5.825		
字　　数	100千		
定　　价	28.00元		

编委会

序

脊柱疾患是骨科领域的常见疾病,随着微创脊柱外科技术的飞速发展,一方面,微创手术减少了患者的手术损伤,有利于术后早期康复;另一方面,微创手术的快速普及也带来准入制度不完善,适应证把握不准确等问题,由此造成的严重并发症屡见不鲜。因此,及时总结现有临床经验,探索出一条适合中国国情、合理规范的脊柱微创治疗方法,开展切实有效的技术普及,是摆在脊柱外科医生面前亟须解决的现实问题。

脊柱微创外科技术,离不开严格的基本功培训。随着 CT、MRI 诊疗技术的发展和普及,许多医生盲目依赖 CT、MRI,而忽视了临床查体和鉴别诊断,造成了漏诊误诊,错误地选择了不适当的治疗方法。因此,必须强调相关医师的"三基三严"的训练。

脊柱微创外科技术,离不开脊柱开放手术的基础。微创手术,视野相对有限,对组织结构的辨认、保护、切除、重建等具有更高的难度,特别是对初学者而言,不经过一定时间的脊柱开放手术训练,极易发生后果严重的失误。

此外,脊柱微创外科又具有不同于常规手术的特点,对内镜、通道、特殊器械的把握需要经过专门的培训,通过足够学时的尸体或模型训练后,才能治疗患者。

因此,脊柱微创外科技术的学习曲线要长于一般脊柱手术,

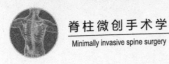

对于微创手术必须制定严格的要求和规则，才能确保手术安全。

当前的社会大环境对脊柱微创外科充满了挑战，也充满了机遇。微创是脊柱领域的发展方向，前景广阔；但风险大，学习曲线长，需要从业者静下心来，通过艰苦的训练，本着"勤勤恳恳做事，踏踏实实做人"的态度来推进这一事业平稳、健康、快速发展。

以汪学松博士为首的团队组织编写的《脊柱微创手术学》一书，建立在他们多年临床实践的基础上，对目前常见脊柱微创外科手术相关的基础研究、解剖学特点、常见工具以及主要手术技术进行了细致的总结归纳。重点总结了各类疾病的适应证和禁忌证，对规范脊柱微创手术进行了有益的尝试。该书图文并茂、文字简洁、重点突出，病例资料翔实，在微创脊柱外科的实践中值得临床医师借鉴。

感谢汪学松等几位编者，为中国脊柱微创外科的健康发展作出了巨大的努力。

邱贵兴

2015 年 3 月

目 录

脊柱微创手术学

Minimally invasive spine surgery

第一章　脊柱的基本结构

概　述

脊柱为躯干的中轴,参与胸腔、腹腔和骨盆的形成,具有使四肢有所依附、支持头颅、传导重力、吸收震荡、缓冲暴力、平衡机体、维持姿势、参与造血、容纳脊髓、保护神经、保护胸腔、保护腹腔及盆腔内的脏器等功能。脊柱外科的迅速发展离不开对脊柱脊髓解剖结构的深入理解,脊柱新术式的应用建立在脊柱应用解剖研究进展的基础之上。

人类脊柱由 24 块椎骨(颈椎 7 块、胸椎 12 块、腰椎 5 块)、1 块骶骨和 1 块尾骨借韧带、关节及椎间盘连接而成,其内部自上而下形成一条纵行的椎管,里面容纳脊髓。椎骨由椎体和椎弓组成,两者围成椎孔,其间有脊髓、脊膜及血管、神经通过,相邻椎体之间有椎间盘,全部椎体和椎间盘形成脊柱,成为既坚固又可弯曲的人体中轴。所有椎孔形成容纳脊髓的椎管,相邻椎弓之间,在接近椎体连接处形成椎间孔,内有脊神经、脊神经返支、血管和淋巴管通过。

脊柱具有支持躯干、保护内脏、保护脊髓和进行运动的功能。脊柱的 3/4 是由椎体构成,1/4 由椎间盘构成。椎体呈圆

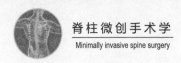

柱状,其大小、形状和比例,在不同部位甚至不同人种之间各异。椎体的上、下面从近似平面到鞍状,周围有高起的平滑区,其中央为粗糙面。多数椎体的水平面形态前凸,而后面形成椎孔处凹陷。矢状切面多是前面凹而后面平。椎体的前面和两侧可见许多小血管孔,后面有一些小动脉孔和一大的、不规则的椎体静脉孔。椎体内部为骨小梁,骨小梁按压力与张力方向排列,外壳是一层骨密质(图1-1)。每侧椎弓有一前面较窄的椎弓根和后面较宽的椎板,从其连接处发出成对的横突,上、下关节突,后面正中发出1个棘突。椎弓根是椎体外侧面和后面交界处上部向后突出的短而厚的圆柱,因而椎弓根弧状的椎上切迹较椎下切迹浅。当椎骨由椎间盘和关节突关节连接时,相邻的椎切迹形成椎间孔。因此,椎间孔完整的周边是由2个切迹、相邻椎体的后外侧部、椎间盘和关节突关节的关节囊组成。椎板直接与椎弓根连续,呈垂直扁平状并向内侧弯曲,与棘突底围成椎管。棘突从2个椎板连接处向后突出,常向下伸。不同椎骨棘突的大小、形状和方向各异。成对的上、下关节突起自椎弓根和椎板连接处,上关节突向上突起,具有向后的关节面,不同水平的关节面可向内侧倾斜;下关节突向下突出,其关节面向前,不同水平也可向内侧或外侧倾斜。相邻椎骨的关节突形成滑膜性关节突关节,并构成椎间孔的后壁;这些关节允许椎骨间有一定程度的活动,不同节段椎骨活动度明显不同。横突自椎弓根和椎板交接处向外侧突出,胸椎横突与肋骨相关节。所有的椎骨,自第2颈椎至第1骶椎,椎体间的连接是软骨性连结,关节突之间是滑膜性关节,椎板、横突和棘突之间是纤维性连结。

　　侧面观:脊柱椎体自上而下渐加宽,第2骶椎最宽,与椎体

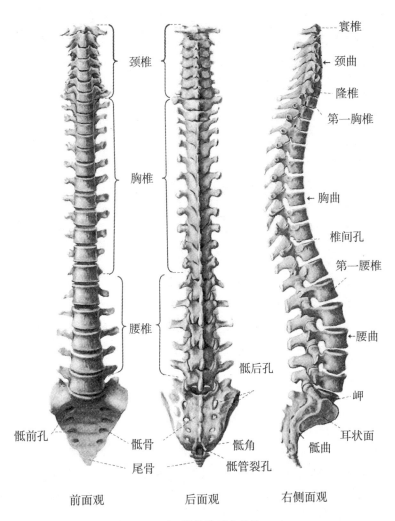

颈椎　胸椎　腰椎

骶前孔　骶骨　尾骨

骶后孔　骶角　骶管裂孔

寰椎　颈曲　隆椎　第一胸椎　胸曲　椎间孔　第一腰椎　腰曲　岬　耳状面　骶曲

前面观　　后面观　　右侧面观

图1-1　脊柱的形态结构

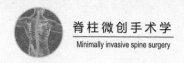
的负重有关。自骶骨耳状面以下,重力传至下肢骨,体积渐缩小。

后面观:椎骨棘突连贯成纵嵴,位于背部正中线。颈椎棘突短而分叉,近水平位;胸椎棘突细长,斜后下方,呈叠瓦状排列;腰椎棘突呈板状水平向后。

侧面观:可见颈、胸、腰、骶四个生理性弯曲,颈和腰曲凸向前,胸和骶曲凸向后。

在正常情况下,脊柱有 4 个弯曲,从侧面看呈 "S" 形,即颈椎前凸、胸椎后凸、腰椎前凸和骶椎后凸。长期姿势不正确和某些疾病(如胸椎结核、类风湿性脊柱炎等)可使脊柱形成异常弯曲。

第一节　脊神经

脊髓全长粗细不等,在颈部和腰部两处膨大。颈膨大位于颈髓第 3 节段至胸髓第 2 节段,在颈髓第 6 节段处最粗;腰膨大位于胸髓第 9 节段至脊髓下端,以第 12 胸椎处最粗。

一、脊神经的组成

脊神经(sumal nerves)共 31 对,连接在脊髓上的神经,分布在躯干、腹侧面和四肢的肌肉中,主管颈部以下的感觉和运动。每对脊神经借前根(anterior root)和后根(posterior root)与脊髓相连。前、后根均由许多神经纤维束组成的根丝所构成,前根属运动性,后根属感觉性,后根较前根略粗,两者在椎间孔处合成一条脊神经干,感觉纤维和运动纤维在脊神经干中混合。后根在椎间孔附近有椭圆形膨大,称脊神经节(sumal ganglia)。

31 对脊神经中包括 8 对颈神经(cervical nerves),12 对胸神经(thoracic nerves),5 对腰神经(lumbal nerves),5 对骶神经(sacral nerves),1 对尾神经(coccygeal nerve)。

由于脊椎骨生长发育较快,而脊髓发育较慢,新生儿脊髓下端可达第 3 腰椎,而成人的脊髓下端只达第 1 腰椎下缘,故成人脊髓的节段与脊椎不在同一个水平上。具体的水平关系可粗略归纳为:上颈髓节段(C_1-C_4)与椎骨序数相一致,下颈髓段(C_5-C_8)和上胸髓节(T_1-T_4)较相应椎骨序数相差为 1,在中胸段(T_5-T_8)相差为 2,在下胸部(T_9-T_{12})相差为 3,腰髓段全部位于胸椎 10-12 节,骶尾节位于第 1 腰椎处。

神经走行为:第 1 颈神经干通过寰椎与枕骨之间出椎管,第 2 ～ 7 颈神经干都通过同序数颈椎上方的椎间孔穿出椎管,第 8 颈神经干通过第 7 颈椎下方的椎间孔穿出,12 对胸神经干和 5 对腰神经干都通过同序数椎骨下方的椎间孔穿出,第 1 ～ 4 骶神经通过同序数的骶前、后孔穿出,第 5 骶神经和尾神经由骶管裂孔穿出。在胸以下脊神经穿出硬膜囊之后,下行 1 个以上椎体才穿出椎间孔。如图 1-2 所示。

二、脊神经的组成及功能

脊神经都是混合神经,均含有以下 4 种纤维成分:

1. 躯干感觉纤维

躯干感觉纤维分布于皮肤、骨骼肌、肌腱和关节,将皮肤的浅感觉(痛觉、温度觉等)和肌腱、关节的深感觉(运动觉、位置觉等)冲动传入中枢。

2. 内脏感觉纤维

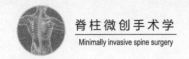
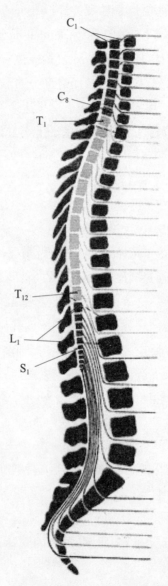

图 1-2 脊髓节段与椎骨的相应位置关系模式图

内脏感觉纤维分布于内脏、心血管和腺体,传导来自这些结构的感觉冲动。

3.躯干运动纤维

躯干运动纤维分布于骨骼肌,支配其随意运动。

4.内脏运动纤维

内脏运动纤维支配平滑肌和心肌的运动,控制腺体的分泌。

三、脊神经的典型分支

脊神经干很短,穿出椎间孔的上1/3后分为窦椎神经、交通支、后支、前支(图1-3,图1-4)

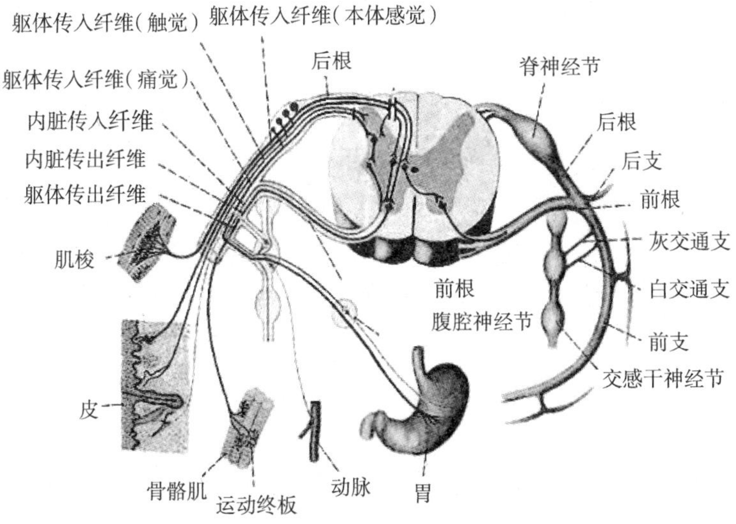

躯体传入纤维(触觉)　躯体传入纤维(本体感觉)
躯体传入纤维(痛觉)
内脏传入纤维
内脏传出纤维
躯体传出纤维
肌梭
皮
骨骼肌　运动终板　动脉　胃
后根
脊神经节
后根
后支
前根
灰交通支
白交通支
前支
交感干神经节
前根
腹腔神经节

图1-3　脊神经的分支

1.脊膜支

脊膜支(meningeal branch)也称窦椎神经。在脊神经分出

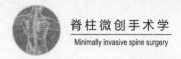

前、后支之前分出,每条脊膜支都接受来自邻近的灰交通支或来自胸交感干的分支,然后经椎间孔返回椎管,分成横支、升支和降支分布于脊髓的被膜、骨膜、韧带和椎间盘等处。

2. 交通支

交通支(commnicating brancn)为连于脊神经与交感干之间的细支。其中发自脊神经连至交感干的叫白交通支;而来自交感干连于每条脊神经的叫灰交通支。

3. 后支

后支(posterior branch)较细,是混合性的,经相邻椎骨横突之间向后行走(骶部的出骶后孔),除骶神经外,一般脊神经后支绕上关节突外侧向后行至相邻横突之间,再分为内侧支和外侧支,它们又都分成肌支和皮支,分布于项、背及腰骶部深层的肌和枕、项、背、腰、臀部的皮肤,其分布有明显的节段性。

其中,C_1 的后支称为枕下神经,分布于椎枕肌,第 2 颈神经后支的皮支粗大,称枕大神经,穿斜方肌腱至皮下,分布于枕和项部的皮肤。第 3 颈神经后支的内侧支称第 3 枕神经,分布于枕下区皮肤。腰神经后支分为内侧支和外侧支。内侧支细小,经横突下方向后,分布于横突、关节突及韧带、棘突附近的短肌与长肌。在腰椎骨质增生病人,可因横突附近软组织骨化,压迫此支而引起腰痛。第 1 ~ 3 腰神经后支的外侧支较粗大,分布于臀上区的皮肤,称臀上皮神经。第 1 ~ 3 骶神经后支的皮支分布于臀中区皮肤处,称臀中皮神经。

4. 前支

前支(anterior branch)粗大,是混合性的,从椎体的侧方向前下走行,侧后方穿刺容易碰触。分布于躯干前外侧和四肢的肌和皮肤等。

四、脊神经丛的典型分支

在人类,胸神经前支保持着明显的节段性,其余的前支分别交织成丛,形成 4 个脊神经丛,即颈丛、臂丛、腰丛和骶丛,由丛再分支分布于相应的区域。

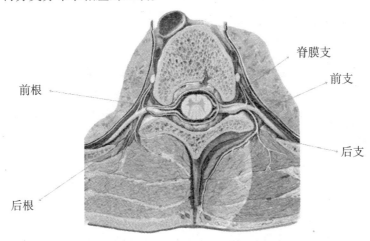

前根

后根

脊膜支

前支

后支

图 1-4　脊神经丛的典型分支

（一）颈丛

颈丛（cervical plexus）由 C_1-C_4 前支组成,位于肩胛提肌和中斜角肌的前方,胸锁乳突肌上部的深面。

颈丛的分支:颈丛主要分支有皮支和肌支。皮支,主要支配枕部、耳郭、颈部和肩部的皮肤感觉;肌支主要支配颈部深肌和膈。颈神经后支形成颈后丛,C_1 的后支称为枕下神经,C_2 后支的内侧支称为枕大神经。

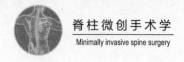

1. 皮支

皮支：由胸锁乳突肌后缘中点附近浅出，颈部手术时麻醉颈丛皮支，注射部位即在胸锁乳突肌后缘中心处。其分支有：①枕小神经（C_2），分布于枕部、耳郭背面上部的皮肤。②耳大神经（C_2-C_3），分布于耳郭及附近的皮肤。③颈横神经（C_2-C_3），分布于颈前部皮肤。④锁骨上神经，分布于颈外侧下部、胸壁上部和肩的皮肤。

2. 肌支

肌支：支配颈深部肌群、肩胛提肌、舌骨下肌群和膈。膈神经（phrenic nerve）（C_3-C_5）为混合性神经，是颈丛神经的主要分支，其运动纤维支配膈肌，感觉纤维分布于胸膜、心包和膈下的部分腹膜。膈神经受刺激时，可出现"呃逆现象"。膈神经受损时，因膈瘫痪而致腹式呼吸减弱。

（二）臂丛

1. 臂丛

臂丛（brachial plexus）由C_5-C_8前支和T_1前的大部分组成，自斜角肌间隙穿出行于锁骨下动脉的后上方，经锁骨后方进入腋窝，臂丛在锁骨上窝处位置表浅，在体表可触摸到，在腋窝，臂丛分支围绕腋动脉，位于动脉的内侧、外侧和后方，分成内侧束、外侧束和后侧束。上肢手术时，常麻醉臂丛，麻醉部位可在锁骨上窝或腋窝，但前者应注意勿损伤胸膜顶而导致气胸。臂丛主要分布于胸上肢肌、上肢带肌、背浅部肌（斜方肌除外）以及臂、前臂和手的肌、关节、骨和皮肤。

2. 臂丛主要分支

臂丛分支主要分布于上肢肌肉和皮肤，也支配部分背浅肌

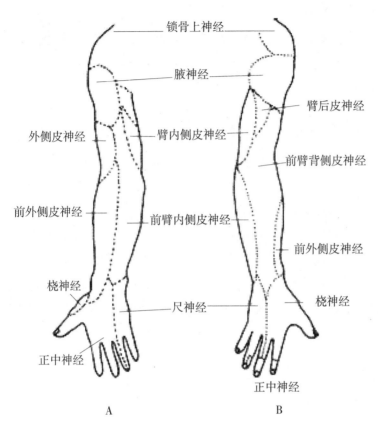

图 1-5　臂丛神经皮支分布示意图

A. 上肢前面　B. 上肢后面

群和胸上肢肌。依据其发出的局部位置,分为锁骨上支和锁骨下支。其中主要分支有:

(1)胸长神经(C_5-C_7):起自神经根,沿前锯肌表面下降并支配此肌。此神经损伤,前锯肌瘫,表现为"翼状肩"。

(2)胸背神经(C_6-C_8):起自后束,沿肩胛骨外侧缘下行支配背阔肌,在乳腺癌根治术中,清除腋下淋巴结时,应注意勿损

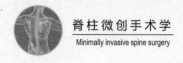

伤此神经。

（3）腋神经（C_5-C_6）：发自臂丛后束，伴旋肌后动脉肱骨外科颈后方至三角肌深面，其肌支支配三角肌及小圆肌，皮支分布于肩部及臂外侧上部的皮肤。

肱骨外科颈骨折、肩关节脱位或使用腋杖不当都可损伤腋神经。腋神经损伤表现为：①呈现三角肌萎缩，肩部失去圆隆状外形，骨突耸出，呈现为"方形肩"；②运动障碍，臂不能外展，患者不能做梳头、戴帽等动作；③三角肌区感觉丧失。

（4）肌皮神经（C_5-C_7）：自臂丛外侧束发出，向外侧斜穿喙肱肌，经肱二头肌和肱肌间下行，并发分支支配上述肌。其皮支在肘关节稍上方的外侧，浅出分布于前臂外侧的皮肤。

（5）正中神经（C_6-T_1）：由内、外侧两根神经合成，与肱动脉伴行沿肱二头肌内侧沟下降至肘窝，穿旋前圆肌后，于前臂前面正中浅、深屈肌之间下行，经腕管至手掌。正中神经在上臂部无分支，在前臂支配除肱桡肌、尺侧腕屈肌和指伸屈肌尺侧半以外的所有前臂肌和旋前肌，在手掌发出返支，支配除拇收肌外的鱼际肌群，另有肌支支配第1、2蚓状肌，皮支分布于手掌桡侧2/3，桡侧三个半指的掌面及其中节和远节背面的皮肤。

正中神经损伤表现为：①因鱼际肌萎缩，手掌显平坦，呈"猿状手"；②运动障碍，屈腕运动减弱，前臂不能旋前，拇、示、中指不能屈曲，拇指不能作对掌运动；③感觉障碍，以拇、示、中指末节皮肤最明显。

（6）尺神经（C_8-T_1）：发自臂丛内侧束，初与肱动脉同行于肱二头肌内侧沟，后转至肘关节背侧的尺神经沟。此神经位置表浅，紧贴骨面，在体表可触摸到，也较易受伤，再向下前至前臂掌侧面,伴尺动脉行于前臂尺侧,经腕豆骨外侧至掌面。在前臂尺神经元分支,其肌支支配尺侧腕屈肌、指深屈肌尺侧、小鱼际肌群、拇收肌、骨间肌群及第3、4蚓状肌,皮支分布于手掌尺侧半及尺侧2个半指掌面及手背尺侧半及尺侧两个半背面的皮肤。

尺神经损伤表现为:①小鱼际肌群萎缩而显平坦,又因骨间肌及第3、4蚓状肌萎缩,掌骨间呈深沟,第4、5指掌关节过伸,指间关节屈曲呈"爪形手";②运动障碍,屈腕能力减弱,拇指不能内收,其他各指不能内收和外展,第4、5指末节不能屈曲;③感觉障碍以手内侧缘皮肤最明显。

（7）桡神经（C_5-T_1）:臂丛后束发出,紧贴桡骨背面桡神经沟行向外下,达肱骨外上髁,前上方分支至前臂背侧和手背,桡神经粗大,支配整个上肢背侧的肌肉和皮肤,在手背的皮肤支分布于手背桡侧半及桡侧两个半指背面的皮肤。

肱骨中段骨折常损伤桡神经。桡神经损伤表现为:①肘关节屈曲,前臂呈旋前位,腕部呈"垂腕"状态;②运动障碍、不能伸肘、腕和指,拇指不能外展,前臂旋后功能减弱;③感觉障碍,以第1、2掌骨间隙指面的"虎口区"皮肤最明显。

（8）胸神经前支:胸神经前支共12对:第1对（大部分参与臂丛）至第11对位于相应的肋间隙中,称肋间神经;第12对（小部分参与腰丛）位于第12肋下方,称肋下神经。由椎间孔向前至腋前线,各神经位于肋间下缘的肋沟内,因此在胸部侧面行胸腔穿刺时,为避免损伤肋间神经,不应在肋下缘进针。

胸神经前支分布保持明显的节段性,每对前支的皮支分布区如环状皮带,由上而下按神经顺序依次排列,临床上常据此来测定麻醉平面的高低和检查感觉障碍的节段。胸骨角平面对

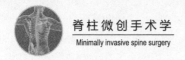

T_2,乳头平面对 T_4,剑尖平面相当 T_6,肋弓平面相当 T_8,脐平面相当 T_{10},脐与耻骨联合中点平面相当 T_{12}。

（三）腰丛

腰丛（lumbar plexas）由 T_{12}（小部分）、L_{1-3} 及 L_4（一部分）前支组成,位于腰大肌的深面。

腰丛的主要分支除有肌支支配髂腰肌和腰方肌外,其余主要分支分布于腹股沟区及大腿的前部和内侧部。主要分支有：

（1）髂腹下神经（T_{12}-L_1）和髂腹股沟神经（L_1）为平行的上、下两条细支,在髂嵴上方进入腹前外侧壁肌层内行向前内,在终支前者于腹股沟管浅环上方,后者经皮下环浅出为皮支,此2神经分布于腹股沟区的肌肉和皮肤,在行腹股沟疝修补时,应注意勿损伤此2神经,以免造成腹股沟区的肌瘫痪,导致疝复发。

（2）股外侧皮神经（L_2-L_3）：分布于大腿前外侧至膝关节附近的皮肤。

（3）股神经（L_2-L_4）：从腰大肌外侧缘走出,经腹股沟韧带深面进入大腿部。在此,股神经位于股动脉外侧,随即分成若干肌肉支和皮支。股神经肌支主要支配髂肌、耻骨肌、股四头肌和缝匠肌等大腿前肌群；皮支分布于大腿及膝关节前面,其中最长的皮支为隐神经,与大隐静脉伴行向下分布于髌下、小腿内侧面、内踝和足内侧缘皮肤。

股神经损伤的主要表现：①因大腿前肌群萎缩,而大腿变细,髌骨突出；②屈髋无力,坐位时不能伸膝,行走时抬腿困难,患肢无力,膝腱反射消失；③感觉障碍主要见于大腿前面和小腿内侧面皮肤。

（4）闭孔神经（L_2-L_4）：从腰大肌内侧缘走出,穿闭孔至大腿内侧,肌支支配大腿内收肌群,皮支分布于大腿内侧皮肤。

闭孔神经损伤的主要表现为:①大腿内收肌力减弱,仰卧时患肢不能置于健侧大腿之上,走路时患肢向外侧摆动;②大腿内侧皮肤感觉障碍。

(四)骶丛

骶丛(sacral plexas)由 L_4 前支余部和 L_5 神经前支组成腰骶干及全部骶神经和尾神经前支组成,是全身最大的脊神经丛。

骶丛发出分支分布于盆壁、臀部、会阴、股后部、小腿和足部的肌肉及皮肤。骶丛直接发出短支分布于梨状肌、闭孔内肌、股方肌等,其他分支如下:

(1)臀上神经(L_4,L_5,S_1):分布于臀中、小肌和阔筋膜张肌。

(2)臀下神经(L_5,S_1,S_2):分布于臀大肌。

(3)股后皮神经(S_1-S_3):分布于臀区、股后区和腘窝处的皮肤。

(4)阴部神经(S_2-S_4):分布于会阴部、肛门的肌肉和皮肤。

(5)坐骨神经(L_4,L_5,S_1-S_3):是所有神经中最粗者。坐骨神经经梨状肌下孔出骨盆到臀部,在臀大肌深面向下行,依次横过闭孔内肌、上下籽肌及股方肌的后方,支配这些肌肉,并沿大收肌后面、半腱肌、半膜肌、股二头肌之间下降,途中发出肌支至大腿的屈肌。坐骨神经在腘窝上方,分为胫神经和腓总神经,支配小腿及足的全部肌肉以及除隐神经支配区以外的小腿与足的皮肤感觉。

1.胫神经

胫神经(L_4,L_5,S_1-S_3),为坐骨神经的直接延续,于股后区下部沿中线进入腘窝,行自小腿后区,可自股骨内外侧髁之间中点

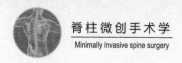

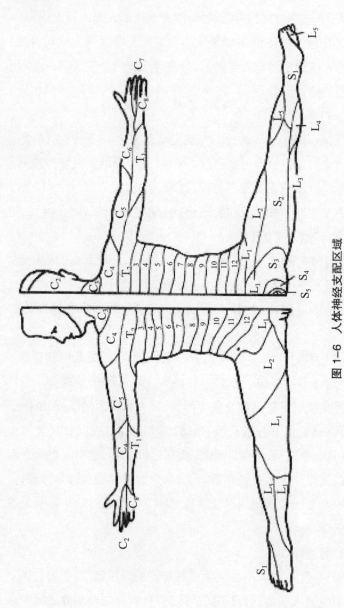

图1-6 人体神经支配区域

向下至内踝后方连线画出胫神经体表投影。支配小腿后群和足底肌,小腿后面和足底的皮肤。

胫神经损伤表现为小腿后群肌无力,足不能跖屈,内足翻无力,足底皮肤感觉障碍明显。由于小腿外侧肌过度牵拉,使足背屈外翻,呈现"钩状足"畸形。

2.腓总神经

腓总神经(L_4,L_5,S_1,S_2),沿腘窝上外侧界的股二头肌肌腱内侧下外下行走,绕过胫骨颈向前。分布于小腿前、外侧肌群,足背肌和小腿外侧,足背、趾背的皮肤。

腓总神经损伤表现为足不能背伸,趾不能伸,足下垂内翻,呈"马蹄"内翻足,行走时呈"跨阈步态",小腿前外侧及足背感觉障碍明显。

临床常用检测肌运动及其节段神经支配。

表1-1　上肢肌及神经支配

运动	肌名称	神经	神经节段
肩外展	三角肌	腋神经	C_5
屈肘	肱二头肌	肌皮神经	C_5,C_6
桡侧伸腕	桡侧腕伸肌	桡神经	C_6
伸肘	肱三头肌	桡神经	C_7
屈指	拇长屈肌,指深屈肌	正中神经	C_8
拇指外展	拇短屈肌,第一骨间背侧肌	正中神经	T_1
		尺神经	C_8,T_1

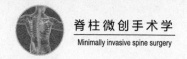
表 1-2　下肢肌及神经支配

运动	肌名称	神经	神经节段
屈髋	髂腰肌	股神经	L_1, L_2
收髋	大腿内收肌	闭孔神经	L_2, L_3
伸膝	股四头肌	股神经	L_3, L_4
屈膝	股二头肌	坐骨神经	S_1
足跖屈	小腿三头肌	胫神经	S_1, S_2
足背伸	胫骨前肌	腓深神经	L_4, L_5
足内翻	胫骨后肌	胫神经	L_4, L_5
足外翻	腓骨长、短肌	腓浅神经	L_5, S_1

第二节　椎体结构特点

一、颈椎

颈椎（cervical vertebrae）：脊柱颈段有 7 个椎体,6 个椎间盘。椎体较小,横断面呈椭圆形,椎孔较大,呈三角形。横突有孔,称横突孔。上下关节突的关节面几乎呈水平位。第 1 颈椎又名寰椎（atlas）,呈环形,无椎体、棘突和关节突,由前弓、后弓及侧块组成。前弓较短,后面正中有齿突凹,与枢椎的齿突相关节。侧块连接前后两弓,上面各有一椭圆形关节面,与枕髁相关节,下面有圆形关节面与枢椎上关节面相关节。后弓较长,上面有横行的椎动脉沟。第 2 颈椎又名枢椎（axis）,枢椎为最大的颈椎,特点是椎体向上伸出齿突,与寰椎齿突凹相关节。齿突原为寰椎椎体,发育过程中脱离寰椎与枢椎体融合。枢椎棘突长、

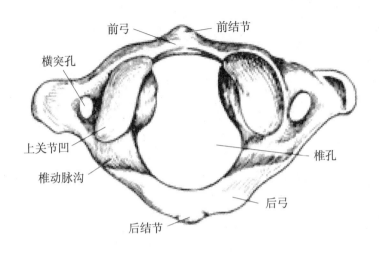

图1-7　寰椎(上面)结构图

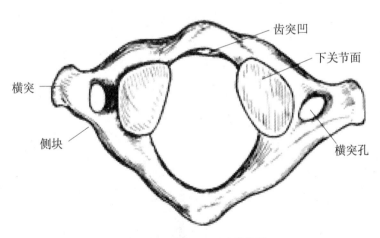

图1-8　寰椎(下面)结构图

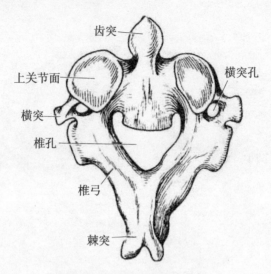

齿突

上关节面

横突

椎孔

椎弓

棘突

横突孔

图 1-9　枢椎（上面）结构图

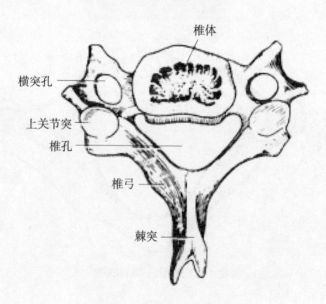

椎体

横突孔

上关节突

椎孔

椎弓

棘突

图 1-10　枢椎（下面）结构图

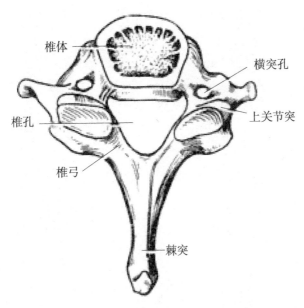

图1-11　隆椎的结构图

椎体

横突孔

椎孔

上关节突

椎弓

棘突

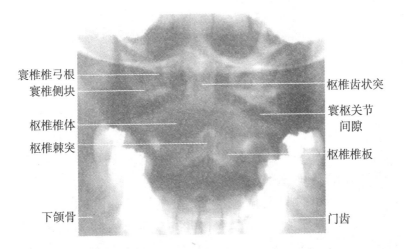

图1-12　寰枢椎

寰椎椎弓根

寰椎侧块

枢椎椎体

枢椎棘突

下颌骨

枢椎齿状突

寰枢关节间隙

枢椎椎板

门齿

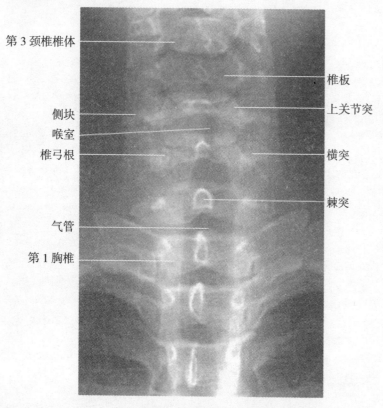

第3颈椎椎体

椎板

上关节突

侧块

喉室

椎弓根

横突

棘突

气管

第1胸椎

图1-13 颈椎正位

大而且分叉,当枢椎旋转移位时,枢椎棘突随之偏歪,故临床上常触诊该棘突,以了解枢椎位置是否正常。第7颈椎又名隆椎(prominent vertebrae),棘突特长,末端不分叉,体表易于触及,常作为计数椎体序数的标志。

第 1~7 颈椎有横突孔,椎动脉经 C_6-C_1 横突孔进入颅底,当颈段脊柱不稳定,或椎体侧方骨质增生时,可刺激椎动脉。第 3~7 颈椎称为下颈椎,椎体略呈肾形,颈椎体上面侧缘向上突

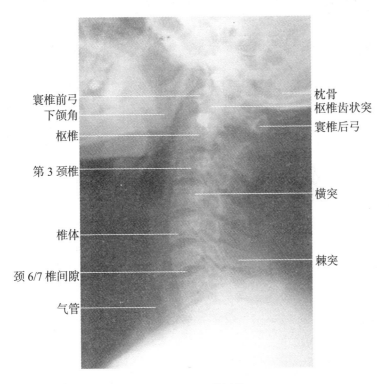

寰椎前弓
下颌角
枢椎
第3颈椎
椎体
颈6/7椎间隙
气管

枕骨
枢椎齿状突
寰椎后弓
横突
棘突

图 1-14 颈椎侧位

起称椎体钩,有限制椎体向侧方移位的作用,以保持颈段椎体的稳定性,第3～7颈椎的钩突略呈矢状位,椎体钩与上位椎体下面的两侧唇缘相接,之间无椎间盘相隔,形成钩椎关节,又称 Luschka 关节,钩椎关节能防止椎间盘向侧后方突出,但钩椎关节后部邻近脊髓,后外侧部构成椎间孔前壁,邻近颈神经根和后神经节,外侧为颈动、静脉和交感神经丛,当其退行性变而增生时,可刺激侧后方的椎动脉或压迫后方的颈神经根。挤压相邻的血管、神经等结构,产生各种症状。

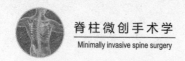
钩椎关节增生在侧位 X 线片上可见向后隆起,正位片可见钩椎关节密度增高,间隙变窄,钩突变尖、变长或呈唇样增生,斜位片可见骨刺向椎间孔突起,使椎间孔变形、缩小。钩椎关节增生、错位或椎间盘变性,后关节错位均可使椎间孔上下径、前后径变小,从而挤压椎动脉、交感神经节、脊神经根,产生椎动脉型颈椎病,交感型、神经根型颈椎病,使血压、心律失常,出现老年性肩周炎等脊椎相关性疾病。

颈椎的椎弓根扁平,两侧椎板在后中线相交形成棘突。颈椎的横突扁而宽,上有横突孔。横突外端有前、后两结节,是颈长肌、前斜角肌、中后斜角肌的附着处,第 7 颈椎横突较长,有少数人形成颈肋,部分患者可因此引起胸腔出口狭窄综合征,产生尺侧掌面及小指麻木,小指及小鱼际肌萎缩等症状。颈椎关节突呈横椭圆形,各活动节段自上而下渐增,颈神经紧贴关节前面走行,关节的增生及活动过度均可刺激神经根产生疼痛,当颈椎错位时,关节突关节隆起、肿胀、压痛。

二、胸椎

胸椎(thoracic vertebrae):全胸段脊椎排列成胸脊柱的后凸背弓。正常人有 12 个胸椎和 12 个椎间盘,椎体从上向下逐渐增大,横断面呈心形,其两侧面上、下缘分别由上、下肋凹与肋骨头形成关节。横突末端前面,有横突肋凹与肋结节相关节。第 1 胸椎和第 9 以下个胸椎的肋凹不典型。关节突的关节面几乎呈冠状位,上关节突的关节面朝向后外,下关节突的关节面朝向前内。这种关节结构使胸椎运动以侧屈和旋转为主,前、后屈曲度较小。棘突较长,向后下方倾斜,呈叠瓦状排列。

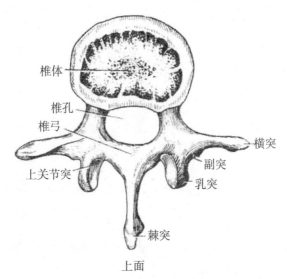

椎体

椎孔

椎弓

横突

上关节突

副突

乳突

棘突

上面

图1-15　胸椎

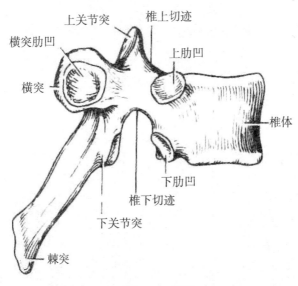

上关节突

椎上切迹

横突肋凹

上肋凹

横突

椎体

下肋凹

椎下切迹

下关节突

棘突

图1-16　胸椎

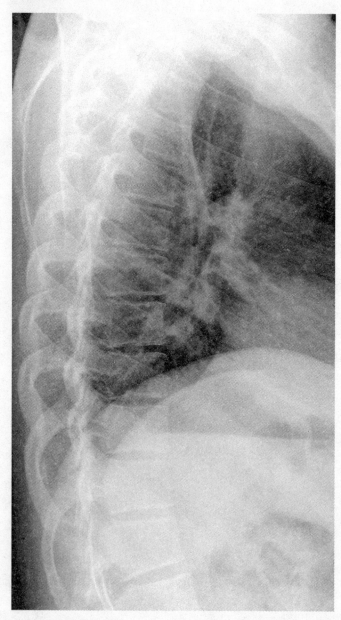

图 1-17 胸椎 X 线图

三、腰椎

腰椎(lumbar vertebrae)：椎体粗壮，负重最大，上部腰椎的椎体后面微凹陷，第1、2腰椎椎体横断面呈肾形，在第3、4腰椎椎体过渡呈椭圆形，在第5腰椎椎体后缘中间比两侧稍隆起，椎体呈卵形。横突呈卵圆形或三角形。上、下关节突粗大，关节突几呈矢状位，棘突宽短，呈板状，水平伸向后方。各棘突间的间隙较宽。第1、2腰椎相邻两关节突的关节间隙几乎在矢状面上，并且每个椎骨的下关节突皆被下一个椎骨的上关节突所拉拢，但关节间隙的矢状方向由上而下逐渐改变，致第5腰椎几乎呈冠状位。腰椎横突扁薄，有"三长、四短、五宽"之说，是腰部肌肉附着点，易产生局部肌筋膜劳损。第3腰椎横突最长且向上翘，横突附着腰肌承受牵拉力也最大，常发生附着的腰肌筋膜劳损、撕裂，而致腰痛，称"第3腰椎横突综合征"。第5腰椎横突可一侧或双侧增大，与髂骨或骶骨形成假关节，出现磨损性骨质增生或刺激神经时，可出现腰腿疼痛症状。

腰段生理性前凸，骶骨后凸，当直立活动时，各种负荷应力都集中在腰骶段，尤其是两个相反的交界处，该处易发生急慢性损伤及退行性变。

脊髓在 L_1 椎管水平形成马尾神经，而腰神经则呈一角度向下后外经神经根管出椎间孔，因此，腰段椎管狭窄或小关节退变、增生使神经根管及椎间孔狭窄，均可刺激或压迫马尾神经、腰神经根而出现症状体征。

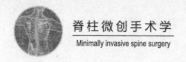
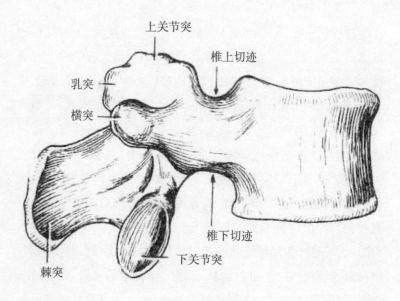

图 1-18　腰椎结构图

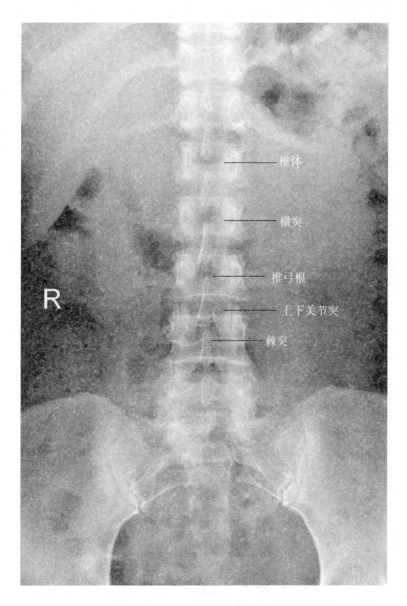

图 1-19　腰椎 X 线片图

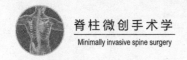

四、骶骨

骶骨(sacrum):由5块骶椎融合而成,呈三角形,底在上,尖向下,盆面(前面)凹陷,上缘中分向前隆凸,称岬(promontory)。盆面中部有4条横线,是椎体融合的痕迹。横线两端有4对骶前孔。背面粗糙隆凸,正中线上有骶正中嵴,嵴外侧有4对骶后孔。骶前后孔均与骶管相通,内有骶神经前后支通过。骶管由骶椎的椎孔长合而成,上通椎管,下端的裂孔称骶管裂孔,骶孔两侧有向下突出的骶角,在体表可触摸到,为骶管麻醉的标志。骶骨

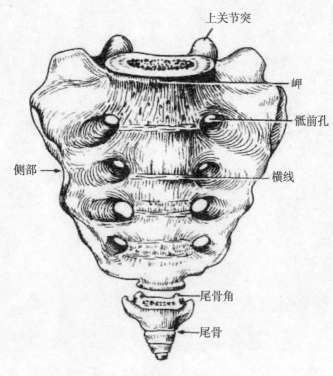

上关节突

岬

骶前孔

侧部

横线

尾骨角

尾骨

图1-20 骶椎结构图(正面)

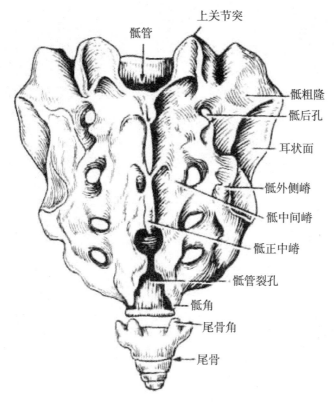

图 1-21　骶椎背面

外侧部上宽下窄,上面有耳状面与髂骨的耳状面构成骶髂关节,耳状面后方骨面凹凸不平,为骶隆凸。

五、尾骨

尾骨(coccyx):由 3 ～ 4 块退化的尾骨长合而成。上接骶骨,下端游离为尾骨尖。在骶尾遭受暴力后易发生移位(达不到脱位程度),常发生尾部疼痛、腰痛或眩晕等尾椎源性相关疾病。

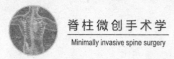

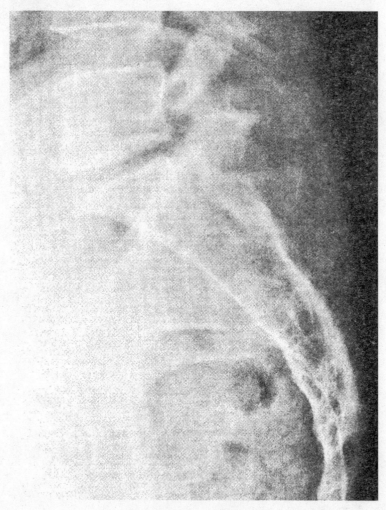

图 1-22　骶椎侧面

第二章　椎体附属结构

第一节　椎间盘

　　椎间盘也叫椎间纤维软骨盘,是富有弹性的软骨组织。第2颈椎至第1骶椎各相邻椎体之间分别有一个椎间盘,整个脊柱一共有23个椎间盘,成人的椎间盘约为脊柱长度的1/4。由于脊柱各部分支持躯干的重量和活动度的不同,各部分椎间盘的厚度也不相同,其中以腰椎间盘最厚,中胸部最薄。成人颈部椎间盘为颈部脊柱长度的1/5,胸部椎间盘为胸部脊柱长度的1/5,腰部椎间盘为腰部脊柱长度的1/3 ～ 1/4。

　　椎间盘的外形与椎体一致,不同区域和同一椎间盘不同部位厚度不同。颈部椎间盘的前侧厚而后侧薄,这完全反映出颈部脊柱的正常生理弯曲。颈部椎间盘的横径稍小于它所连接的椎体的横径,因此上一椎骨的斜坡形骨嵴与下一椎骨的钩突相遇而密切连接形成钩椎关节。胸部椎间盘前后厚度相似,因而胸部脊柱的弯曲是椎体的形态造成的。腰部椎间盘也是前部厚而后部薄,以第5腰椎与第1骶椎最为显著,呈楔形。腰部脊柱的正常弯曲主要由椎间盘所形成,但与下部腰椎椎体的形态也有关系,如第5腰椎的椎体也呈楔形。

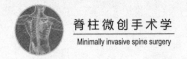

　　椎间盘由外周的纤维环（annulus fibrosis），中央的髓核（nucleus pulposus）和作为髓核上、下界的软骨终板（end place of cartilage）组成。

一、软骨终板

　　软骨终板也称软骨板，紧密附着于椎体上、下面，形成髓核的上、下界，与相邻的椎体分开。中央部较薄呈半透明状，低于四周的椎体骨骺环。平均厚度为 1.0 mm。在椎骨发育过程中，椎体的上、下面各有一个次级骨化中心，周围部形成骺环，但中心部仍一直保留为软骨。软骨板在婴幼儿时期有微血管穿入椎间盘组织，出生后至 8 岁时血管逐渐闭塞，遗留许多微孔，具有半透膜的特征。故成人的椎间盘组织无血液循环，营养物质供应和新陈代谢产物排出，是通过软骨板上的微孔渗透和弥散的。软骨板无神经组织分布，受到损伤时，既无疼痛感觉产生，又无自行修复能力。只要软骨板完整，椎体就不会因压力而发生损害和髓核疝入椎体骨内。

　　软骨终板从出生后经过发育不断钙化和骨化，椎体也不断生长，到 25 岁左右，生长软骨已完全骨化，椎体生长也停止。

二、髓核

　　髓核位于软骨板和纤维环之间，是一种富有弹性的半透明胶体物质。最初形成时占据椎间盘的大部，发育成熟后约占椎间盘横切面的 1/2。

　　髓核是胚胎时脊索的残留物，由纤维网环状结构及软骨细胞和蛋白多糖黏液样物质构成。出生时，髓核位于椎间盘中央，富有脊索细胞。8～10岁时,脊索细胞消失,呈胶冻样,稍后完全由疏松的纤维软骨和大量胶原物质构成。成人后,胶原物质逐渐为纤维软骨所取代,由分散在细胞间质内的软骨细胞样细胞与分化不好的较致密的胶原纤维网状结构组成。髓核具有弹性和膨胀性能,便于在承载压力时,均匀地将压力传导至周围的纤维环,以维持应力的平衡,使脊柱均匀负重,而不至使椎间盘的某一局部因过量承载压力而受损。髓核在脊柱前屈、后伸时分别向后、前移动。髓核在压力下不能压缩,但能变形,吸收震荡起缓冲作用。

椎间盘的弹性与其含水量密切相关,当含水量减少时,其弹性和张力均减退。椎间盘在受压状态下,水分可通过软骨板外渗,含水量减少;压力解除后,水分再次进入椎间盘,使体积增大、弹性增强。随着年龄的增长,髓核逐渐呈脱水状态,弹性减退,进而易受损伤。出生时髓核含水量约为90%,到老年约为70%。正常人日间由于髓核承受压力不同,其水分有所改变,而身高发生变化,晚间较清晨降低约2 cm,男性尤为明显,平均每个椎间盘降低0.7 mm。

三、纤维环

纤维环位于椎间盘的周缘部,由纤维软骨组成,纤维环的纤维在椎体间斜行,在横切面上排列成同心环状,相邻环的纤维具有相反的斜度,而相互交叉。纤维环是椎间盘维持负重的最主要组织,与上、下软管板和脊柱前、后纵韧带紧密相连。

纤维环由分为外、中、内三层呈同心圆排列的纤维组成构架。外、中层主要为胶原纤维成分,内层是纤维软骨带,各层间

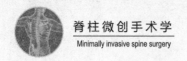

有黏合样物质黏合。各层纤维平行排列于两椎体之间,层间纤维相互交叉,相邻纤维层与椎间盘平面成 ±30° 夹角。纤维环的前侧、两侧的纤维层最厚,平行斜向两椎体,后侧的纤维层只有它们的一半,但也有 12 层,并且排列要比两边的复杂。纤维环中外层纤维通过 sharpy's 纤维紧密地附着于两个椎体的髋环之间,内层纤维连于上、下软骨终板上,最内层纤维与髓核的细胞间基质相融合,无明显界限。在脊柱侧弯、扭转时,椎间盘内后方的髓核可以在纤维环与软骨终板组成的结构中很好地流动;特别是前屈、后仰时,薄的后壁给髓核的移动提供了一定的弹性空间,较厚的前侧纤维环则提供髓核与脏器之间的隔护,共同协调脊柱的生理活动。

纤维环前部厚、后部薄,即髓核不是在纤维环的中央而是偏后方,这可能是髓核多向后突出的原因之一。纤维环前方有坚强、宽阔的前纵韧带加强;后纵韧带在宽度和强度上都不如前纵韧带,尤其是腰部的后纵韧带,两侧更为薄弱。

纤维环可承受的力量相当强大,紧密附着于软骨板上,连接相邻椎体,使脊椎在运动时成为一个整体,保持脊柱稳定性。环纤维与髋环、软骨终板的连接非常坚固,各分层中交叉的短纤维可限制纤维环的过度运动,保持了脊柱在前屈、后伸、侧屈和扭转运动时的稳定及适当的生理活动范围。而在髓核受到压力轻度变扁时,紧密排列的纤维环纤维即可开始吸收髓核向环壁传来的压力,纤维轻度延长,当整个纤维环的纤维均发生这种压力形变时,脊柱所受的负荷力即被纤维环所吸收。

第二节　椎间盘的生理功能

椎间盘是构成脊柱的重要组织,有连接上、下椎体而又能使其在一定范围内伸屈和旋转,缓冲由身体上方传来的压力和下肢传来的震力,维持脊柱的生理高度和屈度等重要功能。在椎间盘的整体功能中,各部分又具有不同的功能和特性。

一、软骨板的功能

软骨板主要有四个功能。

一是保护椎体骨质在承受压力时免受直接磨损或创伤。

二是软骨板是防止髓核突入椎体骨松质内的重要屏障。在幼儿时软骨板内有小血管穿过可供应髓核血液,但到成人时闭塞,并遗留较窄的孔洞,当髓核压力增强时,可由此突出至椎体松质骨内。

三是软骨板是椎体和椎间盘之间液体和营养交换的场所。成人软骨板具有渗透作用,椎间盘受压时水分经软骨板渗出,压力轻时再经软骨板进入,以此营养髓核,这就导致人的身高在早晨较晚上高。

四是在椎体发育成熟以前,软骨板是软骨细胞生发之地,为椎体骨质的生长区域,对椎体的生长起着无可替代的作用。

二、纤维环的功能

纤维环主要有以下六项功能。

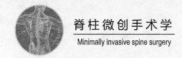
一是纤维环围绕髓核分层排列,螺旋状环绕,形成包裹髓核的容器,并有一定的舒缩弹性,既能保存髓核组织的液体成分,维持髓核的生理位置和形状,也能随髓核一起伸缩。

二是纤维环与前后纵韧带紧密结合,具有限制脊柱过度伸屈、倾斜和旋转的功能。

三是纤维环与上、下软骨板及骺环坚固连接,具有保持脊柱在各种运动时的稳定性的作用。

四是纤维环对髓核的营养代谢起着弥散和传递的作用。

五是吸收震荡是纤维环的最重要功能,髓核在受压力的情况下,形态可轻度变扁,并将所受的压力均匀地分布于纤维环各部分,使纤维环纤维延长,当整个脊柱的纤维环均发生此改变时,脊柱所受的压力即被纤维环吸收。起到缓冲震荡和压力的作用。

六是纤维环具有的少许弹性和纤维环纤维的特殊分层排列方向,使每个椎体间有一定的活动度。

三、髓核的功能

髓核的功能主要有以下三种。

一是髓核在承受外力时,将力均匀地传递到周围的纤维环,避免椎间盘的某一部分因过度承载而发生损伤,具有平衡应力的作用。

二是髓核在突然受到外力时,通过改变形态将应力传递到纤维环的各部分,再通过纤维环的伸缩将其分散,具有吸收和传递外力震荡的作用。

三是髓核的体积虽然不能因外力的作用而明显压缩,但由于具有可塑性的特点,其形态可随脊柱作各种运动时因重心不同而改变,起着类似轴承一样的滚动,以支撑椎体的作用。如脊柱前屈时,髓核的大部分移向椎间盘的后部;脊柱旋转时,髓核的大部分位于中央。

第三节　椎体其他相关结构

一、前纵韧带

前纵韧带是人体中最长的韧带,宽而韧,位于脊柱前面。上起枕骨大孔前缘的枕骨咽结节,下至第1或第2骶椎前面。脊柱前面及侧面约2/3被前纵韧带所包绕。其纤维束与椎体前缘和纤维环紧密相连,有限制脊柱过伸的作用。前纵韧带骨化者少见有阳性体征。范围广泛者,颈椎及腰椎活动度可有轻至中度受限。

二、后纵韧带

后纵韧带位于椎管内椎体的后方,窄而坚韧。自枕骨底经第1颈椎后弓至骶1纵贯脊柱全长,脊柱和纤维环的后方约1/3被覆盖。与椎间盘、纤维环及椎体上、下缘紧密连接,与纤维环外层不能区分。因有血管穿行其中,与椎体结合较为疏松,有限制脊柱过度前屈的作用。后纵韧带从第1腰椎平面以下逐渐变窄,中间厚两侧薄,至腰5-骶1之间,其宽度几乎为原来的一半,椎间盘的后外侧长不被覆盖,而腰骶部为脊柱承受重力最大的部位,故腰骶部是椎间盘突出的常见部位。

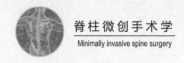
三、椎管

椎管是一骨纤维性管道,容纳脊髓和发出的脊神经,其前壁由椎体后面、椎间盘后缘和后纵韧带构成,后壁为椎弓板、黄韧带和关节突关节,两侧壁为椎弓根和椎间孔。椎管骶段由骶椎的椎孔连成,为骨性管道。这种以骨质为主的管腔,对脊髓和神经根有坚强的保护作用。

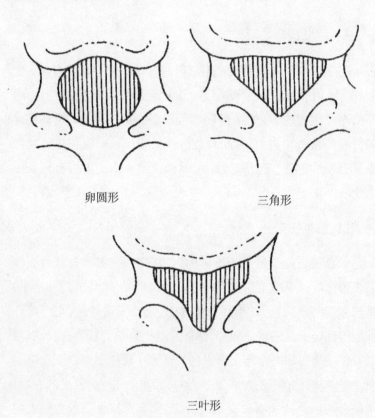

卵圆形   三角形

三叶形

图 2-1 椎管形态示意图

颈部椎管呈三角形,以颈 1 最大,颈 3-7 椎管大致相等,其前后径一般应大于 12 mm,小于 10 mm 为狭窄。

胸段椎体后缘凹陷,前后径与横径基本相似,大致呈圆形,其内径一般为 13 ～ 22 mm。

第 1 ～ 3 腰椎椎体后缘略凹陷,椎管形态略呈圆形。第 4 ～ 5 椎体后缘较平直,椎管形态呈三角形,其左右径大于前后径。前后径正常一般为 16 ～ 25 mm,左右径为 20 ～ 30 mm,腰 4 ～ 5 椎管的两径线一般大于腰 1 ～ 3 椎管径线 3 ～ 4 mm。腰椎的前后径小于 12 mm,左右径小于 16 mm,应视为椎管狭窄。

骶段椎管呈三叶形,左右径大于前后径。约 10% 的患者因椎体变异,腰 5 椎管也呈三叶形。

胸椎椎管以第 4 ～ 6 胸椎最为狭小,颈段以第 7 颈椎、腰段以第 4 腰椎较小。

四、椎间孔

椎间孔的上、下界为椎弓根,前界为椎体和椎间盘的后外侧面,后界为椎间关节的关节囊,黄韧带外侧缘亦构成部分椎间孔后界。椎间孔是脊神经由椎管穿出和窦椎神经返回椎管内及血管走行的通道。椎间孔上部前、后径最大,是神经根穿出椎管的地方;中部次之,是椎间盘的部位;下部最狭窄,其内口紧邻侧隐窝,距穿出硬膜囊的下位神经根较近。

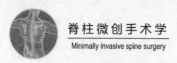

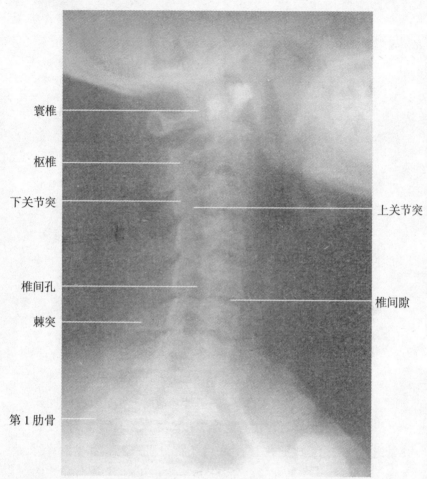

寰椎

枢椎

下关节突

上关节突

椎间孔

椎间隙

棘突

第 1 肋骨

图 2-2　颈椎椎间孔

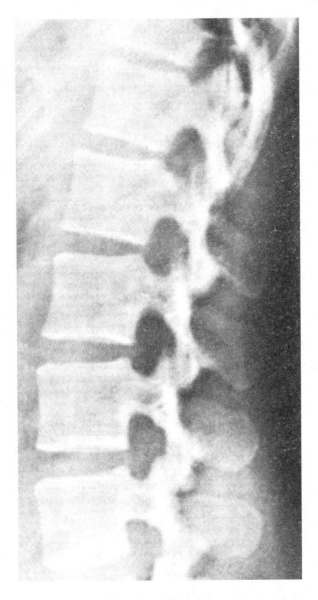

图2-3 腰椎椎间孔

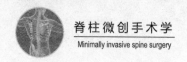

五、侧隐窝

侧隐窝的前壁为椎体后上部,紧靠椎间盘后缘下方,后壁为上关节突前缘,外为椎弓根内侧缘,内侧为硬膜囊,为神经根下行进入椎间孔的通道,呈漏斗状。侧隐窝内为从脊髓发出尚未穿出椎间孔的神经根及其周围的脂肪。腰椎的椎板向前倾斜,上关节突也向前倾斜,所以在椎弓上缘的侧隐窝最窄。正常侧隐窝前后径应大于 3 mm,5 mm 以上者为正常,如 2 ~ 3 mm 为相对性狭窄,小于 2 mm 为绝对狭窄。

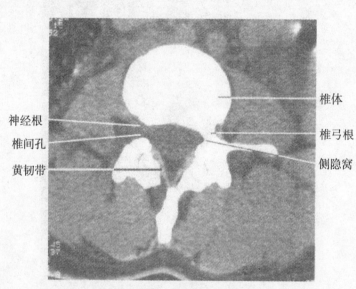

图 2-4 腰椎椎间孔层面

六、黄韧带

黄韧带,连接于相邻椎板之间,由黄色弹性纤维构成。上端附着于上位椎板的前面,下端附着于下位椎板的上缘及横突根部,后外侧构成椎间关节囊的一部分,外缘游离,成为椎间孔的后部。黄韧带在颈部较薄,向下逐渐增厚,以下腰部为最,多在2～4 mm之间,椎间盘突出及椎管狭窄的患者多超过5 mm,甚至有达10 mm者。

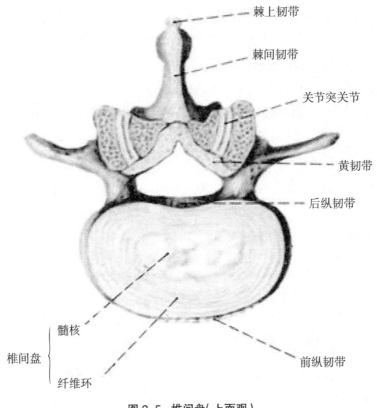

棘上韧带

棘间韧带

关节突关节

黄韧带

后纵韧带

髓核

椎间盘

纤维环

前纵韧带

图2-5　椎间盘(上面观)

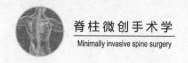
第四节　椎体的软组织解剖

从裸露的人体躯干背部,可以清楚地看到脊柱区所包括颈项部、背部、腰部和骶尾部4个部分。上项线为项部的上界;斜方肌的前线是项部和颈部的分界;腋后线及其向下的延长线为背部和腰部的外侧缘;第12肋为腰部的上界,髂嵴为其下界;尾骨下端为脊椎区的终末部。

在脊柱的后正中线上可清楚地辨认清椎骨的棘突,并确定不同部位椎骨的序数。屈颈时,第7颈椎棘突隆起容易辨认。双上肢垂于体侧。下述横线可作为确定椎骨序数的标志:连接两侧肩胛冈内侧端的横线,通过第3胸椎棘突;两侧肩胛骨下角的连线,横过第7胸椎棘突;通过脐部的水平面约与第3腰椎横突相对;两骶髂最高点的连线,经过第4腰椎的棘突;两髂后上棘的连线,通过第2骶椎中部。沿骶骨中线向下,可触及骶中脊和骶管裂孔。在骶管裂孔的两侧可触及骶角。骶骨下端与尾骨相连。第12肋骨可于皮下触及,在棘突纵脊的两侧可触及强有力的骶棘肌。

一、皮神经

颈项部的皮神经主要有枕大神经和第3颈神经分布。枕大神经是第2颈神经后支的皮支,约在上项线水平处穿出斜方肌的附着点及深筋膜,分支管理颅后部的皮肤感觉,并有小支与枕小神经和耳大神经交通。第3颈神经是第3颅神经后支的皮支,分布至项部和枕外隆凸附近的皮肤;背部的皮神经由胸神经后支分布,上位 6～7 对胸神经后支的内侧支,沿正中线两侧穿出斜方肌至皮下,其中第 2 胸神经后支的内侧支较大,约平肩胛冈穿出,分布于附近皮肤,下位 5～6 对胸神经的皮神经,来自其后支的外侧支,穿出的部位距离中线较远,分布至背部的皮肤;腰部的皮神经来自 1～3 腰神经后支的外侧支,自骶棘肌外侧缘穿出筋膜,穿过髂嵴至臀部皮下,称这组皮支为臀上皮神经。

二、深筋膜

项部的深筋膜包绕项部的浅层肌和深层肌,与颈部的深筋膜相连续。腰部深筋膜即腰背筋膜,可分为浅、中、深 3 层。腰背筋膜浅层是 3 层中最后的一层,居于背阔肌和下后锯肌的深侧,骶棘肌的表面,向上与项部深筋膜连续,向下附着在髂嵴和骶外侧嵴;腰背筋膜中层位于骶棘肌和腰方肌之间,在骶棘肌外侧缘与浅层愈合,构成腹肌起始的腱膜,此层筋膜的上部特别增厚叫做腰肋韧带;腰背筋膜深层是 3 层中比较薄弱的一层,位于腰方肌的前面,是腹内筋膜的一部分,亦称为腰方筋膜。

三、肌层

脊柱区的骨骼肌由浅至深分为 4 层:第 1 层为斜方肌和背阔肌;第 2 层在项部有夹肌、肩胛提肌和菱形肌,在背部有上后锯肌和下后锯肌;第 3 层为骶棘肌;第 4 层在项部是由位于第 1～2 颈椎与枕骨之间的椎枕肌,腰部的腰方肌和腰大肌以及脊柱两侧的诸短肌等组成。骶棘肌是一对强大的纵肌,位于脊柱棘突纵脊的两侧。下端起自骶骨背面、髂脊后部、骶结节韧带、

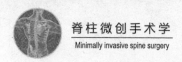

下部胸椎和全部腰椎的棘突以及腰背筋膜等。向上延伸分为3组,即内侧的棘肌,外侧的髂肋肌,中间一组叫最长肌。骶棘肌向上可分别抵止于肋骨,脊椎骨的横突和棘突以及骨乳突等,该肌由脊神经后支支配,与维持人体直立姿势有重要关系。一侧收缩可使脊柱侧屈,两侧同时收缩可使脊柱后伸。腰上三角由下后锯肌、腹内斜肌与骶棘肌所围成。如果下后锯肌与腹内斜肌在第12肋的附着点未相接触,第12肋亦参与构成一边。三角的底为腹横肌腱膜,表面由背阔肌覆盖。肋下神经、髂腹下神经和髂腹股沟神经在腹横肌的浅面经过。腰上三角为腹后壁的薄弱点之一,腹膜后脓肿可自此穿破,腹腔内容物有时可从此处突出形成腰疝。腰下三角由背阔肌、腹外斜肌与髂嵴围成。三角的底为腹内斜肌,表面无肌层覆盖,为腹后壁的另一个薄弱区,腹膜后脓肿可以从此处穿破,但形成疝的机会较少。

四、深部神经和血管

项部的脊神经主要由脊神经后支发出。椎枕肌由第1颈神经后支(枕下神经)的分支支配。此神经穿过寰椎后方与椎动脉之间进入枕下三角,分支至头后大直肌、头后小直肌、头上斜肌和头下斜肌。项部的深层血管有枕动脉、颈横动脉升支、颈深动脉和椎动脉等。枕动脉是颈外动脉分支,经颞骨乳突与寰椎横突之间进入项部,位于胸锁乳突肌和头夹肌附着点的深侧。颈横动脉是甲状颈干的分支之一,向外至斜方肌前缘的深侧分为升、降两支,升支供给头夹肌和肩胛提肌血液,降支下行主要营养菱形肌。颈深动脉是锁骨下动脉肋颈干的分支,在颈深部上升,与枕动脉的分支吻合。椎动脉是锁骨下动脉第1段的分支,其全程可分为4段:自发出点至进入第6颈椎横突孔以前的部分为第一段。椎动脉穿经颈椎横突孔的部分为第二段。在这段过程中,其椎动脉的内侧与颈椎体相邻,后面与颈神经前支邻接,全程被静脉丛包绕。椎动脉自枢椎横突孔穿出后,至进入椎管以前为第三段。第三段经枕下三角入颅,第四段为颅内段。胸腰部的神经和血管,脊神经后支自椎间孔处由脊神经分出后,绕上关节突外侧向后行,至相邻横突间分为内侧支(后内侧支)和外侧支(后外侧支)。经神经后支分布至项区皮肤和深层肌,胸神经后支分布至胸背区皮肤和深层肌;腰神经后支分布至腰区,臀区皮肤和深层肌;骶、尾神经后支分布至骶骨背面和臀区皮肤。脊神经后支呈明显的节段性分布,手术中横断背深肌时,不会引起肌肉瘫痪。胸背部由肋间后动脉、胸背动脉和肩胛背动脉供血。腰区由腰动脉和肋下动脉供血。骶尾区由臀上、下动脉等供血。

第三章　颈肩腰腿痛

概　述

颈肩痛和腰腿痛是一组临床多见的症状,其病因复杂,以损伤为多。

颈肩痛是指颈、肩、肩胛等处疼痛,有时伴有一侧或两侧上肢痛、颈脊髓损害症状。

腰腿痛是指下腰、腰骶、骶髂、臀部等处的疼痛,泛指可引起腰腿疼痛的多种伤病,是脊柱外科门诊常见病症。主要症状是腰部酸痛不适,活动受限,不能久卧或间歇性跛行以及患肢体酸胀、麻木、无力、出冷汗发凉。劳累或天气变化使病情加剧等多种伴发症状,引起患肢活动受限或功能障碍。

第一节　颈肩痛、腰腿疼痛的诊断

颈肩痛、腰腿疼痛原因复杂,临床诊断有一定的难度。由于疼痛是由不同损伤所引起,故疼痛也各有其特点和规律。在临床诊断时,要注意病史的采集,充分分析患者工作生活环境、疼痛起因、性质等,以作出正确的鉴别和诊断。

一、病史采集

应当详细地询问病史,包括患者的年龄、性别及职业情况,发病诱因及起病情况,疼痛的性质及部位,病程的长短,以往的身体情况等等。

1. 性别

众多研究显示,女性较男性更易患颈肩痛。

2. 职业

注意患者生活方式及职业性质,对于从事体力劳动者应了解其劳动方式,如弯腰劳动的强度、时间,司机开车的持续时间等。非体力劳动者注意其工作习惯及生活方式,如长期伏案从事计算机工作、学习、办公文员长期看电脑等。特殊职业,如飞行员、潜水员、运动员等。

3. 发病诱因

有相当多的患者有过外伤史,了解外伤的具体方式,治疗情况,距离发病的时间。

4. 疼痛性质

疼痛是突发或渐进,疼痛的时间,是否持续或间歇;疼痛的部位,是否有放射痛,疼痛影响的范围;疼痛的特点,是酸痛、锐痛、钝痛、火烧样痛等;疼痛的程度,尤其是疼痛对工作、生活质量的影响;疼痛的影响因素,如:下肢痛与咳嗽、行走、体位、卧床休息等之间的关系。

5. 其他

伴随症状疼痛。

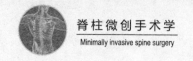

二、体格检查

在详细询问病史的基础上,应养成系统体格检查的习惯。因某一部位的疼痛,病因未必就在疼痛的局部,可能来自其他部位或内脏。因此,应尽可能避免遗漏体征而贻误诊治。临床体格检查应在一般查体的基础上,重点突出神经功能的检查,即感觉、肌力、反射(包括浅反射、深反射、病理反射)以及自主神经功能的测定等。

第二节　常见症状、体征

一、一般症状

1. 疼痛

疼痛是大多数本症患者最先出现的症状,以持续性腰背部钝痛为多见。腰背部疼痛可以由腰肌劳损、小关节紊乱等多种原因引起,其中最常见的为椎间盘病变所致。由于纤维环外层及后纵韧带受到突出髓核刺激,经窦椎神经而产生的下腰部感应痛,有时亦影响到臀部。下肢痛多表现为椎间盘突出所致的坐骨神经痛,少见于股神经所致的疼痛。典型坐骨神经痛是从下腰部向臀部、大腿后方、小腿外侧直到足部的放射痛。约60%患者在打喷嚏或咳嗽时由于增加腹压而使疼痛加剧。早期为痛觉过敏,病情较重者出现感觉迟钝或麻木。

2. 感觉减退

麻木是椎间盘突出症患者的常见症状,是椎间盘突出后压迫了神经根部传入神经纤维的结果。可以是主观麻木,也可以是客观麻木。主观麻木患者感觉发麻,而用针刺检查皮肤痛觉正常。这是因为皮肤的痛觉支配有多根神经,单一的神经根轻微损害并不能引起痛觉减退,在颈椎常见。针刺检查皮肤痛觉减退为客观麻木。颈椎间盘突出症的病人,常出现颈肩部酸痛、僵直及手臂麻木感;颈髓受压者可出现不全的四肢瘫和感觉障碍。腰椎间盘突出症的病人常出现下肢、足底、足趾或鞍区的麻木。不论是手术治疗或其他理疗等,麻木的恢复速度远较疼痛恢复缓慢得多。

3. 患肢发凉

椎间盘突出症患者常诉患肢发凉,与受累神经支配区一致。这是由于患肢疼痛反射引起交感神经性血管收缩,或突出的椎间盘刺激椎旁的交感神经纤维,引起肢体末梢动脉血管收缩所致。以下肢后外侧多见,尤以足趾明显。

4. 马尾综合征

中央型腰椎间盘突出出现马尾综合征,病人可出现排便、排尿无力或不能控制,马鞍区麻木,男性患者可能出现阳萎,女性患者出现尿潴留而发生假性尿失禁,严重者可出现双下肢不全瘫。

二、一般体征

1. 步态、姿势

观察患者走路、站立时的步态,可初步判断患者的病位。行走中有无身体倾斜或脊柱弧度是否异常。如髓核突出在神经根外侧,上身向健侧弯曲,腰椎凸向患侧可松弛受压的神经根;当

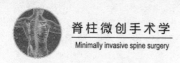

突出髓核在神经根内侧时,上身向患侧弯曲,腰椎凸向健侧可缓解疼痛。如神经根与脱出的髓核已有黏连,则无论腰椎凸向何侧均不能缓解疼痛。脊柱凸向右侧的侧弯时,向左侧的弯曲活动不受限,而向右侧的弯曲活动明显受限。腰椎间盘突出症往往脊柱向前弯曲受限,而有根性痛时背伸受限(因背伸时,后方椎间盘间隙变窄而使突出物更为后凸,加重神经根刺激)。腰椎管狭窄症所致的间歇性跛行在临床上较为常见,表现为行走时下肢疼痛、麻木随时间加重,蹲位或卧床休息后缓解。引起跛行的原因是神经根受压后,发生充血、水肿等炎症改变,在下肢活动时,动脉血流增加,而微静脉回流不畅,血管扩张,加重了神经根部的受压和缺氧程度。

2. 脊柱活动度

腰椎前屈受限较常见,可见于腰椎间盘突出症、腰背部软组织损伤、臀上皮神经损伤等,后伸受限多见于腰椎后关节紊乱,左右侧受限多见于髂腰韧带损伤、第三腰椎横突综合征等;颈椎前屈受限多见于颈项韧带损伤,后伸受限多见于颈椎后关节损伤,左右旋转受限多见于寰枢关节损伤等。

3. 压痛点

病人在俯卧位,放松肌肉后易找准压痛点。表浅组织疾患的压痛点常有特定的部位。如棘上或棘间韧带劳损压痛点在该棘突表面或两相邻棘突之间;第3腰椎横突综合征压痛点在横突尖端,臀肌筋膜炎时压痛点多在髂嵴内下方,臀上皮神经炎的压痛点在髂嵴外 1/3;腰肌劳损的压痛点在腰段骶棘肌中外侧缘;腰骶韧带劳损的压痛点在腰骶椎与髂后上棘之间等。深部结构病变(小关节、椎体、椎间盘等)仅在该结构的体表处有深压痛或叩痛,不如软组织病变时明确。椎间盘突出症压痛点多见于病变椎间盘棘突旁 2 cm,其原因是由于突出的椎间盘将神经根挤向黄韧带,从椎旁施加压力于黄韧带时,神经根受到挤压后而产生疼痛和放射痛。

4. 放射痛

椎间盘突出症患者多伴有病变神经的放射痛,是前支神经纤维形成的臂丛神经和坐骨神经受到刺激所致,颈椎间盘突出症可向上肢、肩部、胸前、背部等放射痛,腰椎间盘突出症可向下肢沿坐骨神经分布区域放射到臀部、大腿、小腿、会阴、腹股沟区等部位。

5. 肌力改变

C_5 神经所致的肌力减弱以三角肌、冈上肌、冈下肌来定位。C_6 神经根,最好是检查肱二头肌肌力,二头肌前臂旋后(肱肌)肌力减弱。C_7 神经根最好的定位方法是肱三头肌肌力检查(肘伸肌的肌力减弱),而借助尺侧和桡侧屈腕肌、旋前圆肌(腕关节和前臂旋前)和拇长伸肌的肌力减弱加以证实。指间肌力(内收和外展)的测定是为检查 C_8 神经根有无病损。L_4 神经损伤,股四头肌肌力减弱,伸膝无力,可有肌肉萎缩。L_5 神经根损伤,小腿前外侧肌群肌力减弱,踇背伸、足背伸无力。S_1 神经损伤,小腿后肌群肌力减弱,踇及足跖屈无力。

6. 肌肉萎缩

部分严重的椎间盘突出症患者可出现肌肉萎缩,这是由于神经根长期受压,致神经性营养不良而继发肌肉萎缩,同时由于患者长期以减少患肢运动来缓解疼痛而产生的废用性肌萎缩。如腰 4～5 椎间盘突出压迫腰 5 神经根,至胫前肌群、腓骨长肌、

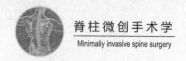

腓骨短肌和伸蹬长肌萎缩肌麻痹出现足下垂、蹈趾背伸无力。

7. 感觉减退

客观的感觉减退,用针刺神经受损区域时,患者痛觉反应迟钝,有少数患者感觉减退区域较广泛,甚至与神经定位支配区域不符,这可能与中央型突出压迫颈髓或腰 2 以下硬膜内多根马尾神经有关。颈椎间盘中央型突出压迫脊髓患者,感觉障碍不仅反应在上肢,还可出现胸部、下肢的感觉减退。

8. 反射改变

反射分为生理反射和病理反射。反射异常包括减弱、消失或亢进,对神经根受压的诊断有一定参考价值,但不是绝对的,因为周围神经干多由多节段神经汇合而成,常用的神经反射有:

(1)肱二头肌反射:检查者以左手托扶患者屈曲的肘部,并将拇指置于肱二头肌腱上,然后以叩诊锤叩击拇指指甲,反射为肱二头肌收缩,引起屈肘。反射中枢位于颈 5～6 节段,其异常以 C_5 神经根受累最明显。

(2)肱三头肌反射:检查者以左手托扶患者的肘部,嘱患者肘部屈曲,然后以叩诊锤直接叩击尺骨鹰嘴上方的肱三头肌腱,反应为肱三头肌收缩,前臂伸展。反射中枢位于颈 6～7 节段,其异常以 C_7 神经根受累最明显。

(3)桡骨骨膜反射:患者前臂半屈半旋前位,检查时叩击桡骨下端,反射为肱桡肌收缩,引起肘部屈曲,前臂旋前。反射中枢位于颈 5～8 节段,其异常以 C_6 神经根受累最明显。

(4)膝反射:患者取坐位,小腿完全松弛下垂,与大腿成直角;卧位时检查者用左手托起双膝关节,使小腿屈成 120°,右手用诊锤叩击髌骨下股四头肌膜,反射为小腿伸展。反射中枢位于腰 2～4 节段,其异常以 L_4 神经根受累最明显。

（5）踝反射:患者仰卧位,屈膝约 90°,检查者用左手使足背屈成直角,叩击跟腱,反射为足跖屈;或俯卧位,屈膝 90°,检查者用左手按足跖,再叩击跟腱;或患者跪于床边,足悬于床外,叩击跟腱。反射中枢位于骶 1～2 节段,其异常以 S_1 神经根受累最明显。

（6）霍夫曼(Hoffmann)征:为上肢的锥体束征[①]。医生用左手托住病人一侧的腕部,并使腕关节略背屈,各手指轻度屈曲,医生以右手示、中两指夹住病人中指,以拇指迅速向下弹刮病人中指甲,正常时无反应,如出现病人拇指内收、其余各指也呈屈曲动作即为阳性。在部分正常人可出现双侧对称性阳性,并无诊断意义。

（7）巴宾斯基征:为下肢的锥体束征。病人仰卧,下肢伸直放松,医生一手握住病人踝部,一手持一头部较尖的木柄或棉签柄,自足底跟部沿足底外侧缘向前划至小趾根部并转向内侧,正常为足趾呈跖屈(为阴性),如出现拇趾背屈、其余四趾呈扇形外展即为阳性。无反应为中性,如一侧阴性、另一侧中性仍有临床意义。

三、常用检查

1. 椎间孔挤压试验

又称压顶试验,先令患者将头斜向患侧,检查左手心放于患

---

① 当锥体束损害或大脑皮质运动区功能障碍(癫痫发作后),高级中枢失去对脊髓的抑制作用即出现上述病理反射,故也称锥体束征。

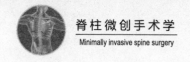
侧者头顶,再以右手握拳轻轻叩击左手背,出现上肢放射性痛或麻木感觉在原有症状基础上加重者为阳性。其原理是有神经根压迫时,下传的力量可使狭小的椎间孔加重对神经根压迫而产生上肢放射性疼痛和麻木感。

2. 颈神经牵拉试验

也称臂丛神经牵拉试验或 Eeten 试验。患者取立位或坐位,头稍低并偏向健侧。检查者立于患侧,一手抵住头部,将头向健侧推,另一手握住患者的手腕向外下方牵拉时,出现上肢麻木或放射性疼痛者为阳性。多见于颈神经根受压,有时臂丛神经损伤和前斜角肌综合征也可阳性。

3. 直腿抬高试验

正常人在仰卧位下肢膝关节伸直位时,被动抬高下肢的活动度为 $60° \sim 120°$。当抬到最大限度时仅有不适感。在进行这一检查时应该先检查健侧,注意其最大活动范围,以便与患侧对比。典型的直腿抬高试验阳性为下肢的放射痛,放射部位到膝关节以下,可以伴有麻木。只有大腿后或腰部疼痛算作阴性或可疑。

直腿抬高试验的机制是由于突出的椎间盘挤压神经根或突出的髓核与神经根有黏连,使神经根的活动范围受到限制,直腿抬高超过了神经根的移动度,刺激神经根而产生放射痛。有学者在椎板切除术中观察到,固定 L_5 和 S_1 神经孔水平,直腿抬高试验时,神经根的活动范围一般在 $2 \sim 6$ mm 之间,L_4 神经根活动范围较小,约 1.5 mm。神经根的活动范围不大,一旦受到限制,就能引起明显的体征,受限越重,患肢抬高角度越小。

由于神经根穿出椎间孔的走行角度和突出椎间盘压迫神经

根的节段和方向不同,直腿抬高试验阳性仅能反映 L_4-S_3 神经根受到挤压,L_3 以上神经根受压者。直腿抬高试验常为阴性。另外,肩上型腰椎间盘突出者,直腿抬高可使马尾神经下降,减轻神经根受压程度,出现阴性结果。

4. 健腿抬高试验

有时抬高健腿可引起患侧小腿放射痛,常见于腋下型腰椎间盘突出。其机制是抬高健腿时牵拉坐骨神经,牵拉引起马尾神经下降,硬膜囊移向健侧,突出的椎间盘对神经根的压力增加,使张力增高所致。直腿抬高试验虽然有重要的诊断价值,但不是绝对的,阴性结果不能排除椎间盘突出的存在,阳性结果也不全是椎间盘突出所引起,骶髂关节炎、腰部及臀部肌肉劳损、炎症等都可以出现假阳性结果,应该结合其他检测结果加以鉴别。

5. 直腿抬高加强试验

直腿抬高试验出现阳性体征时稍许降低抬高度数,可使放射痛消失。此时将患肢踝关节突然背屈,又引起分布区域的放射痛为阳性。这是因为踝背屈时使坐骨神经更为紧张而引起疼痛。

6. 股神经牵拉试验

患者取俯卧位,双腿伸直。检查者将患侧小腿上抬,使髋关节处于过伸位时,股神经某节段神经根被突出的椎间盘压迫而张力增高,出现大腿前方疼痛。该试验阳性,反映 L_2-L_3 和 L_3-L_4 椎间盘突出时,L_3 和 L_4 神经根受压,而 L_4-L_5 和 L_5-S_1 椎间盘突出压迫 L_5 和 S_1 神经根时,该试验则为阴性。

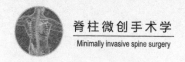

7. 仰卧挺腹试验

患者仰卧于检查床上,双肩及足跟着床作为支撑,将腰腹部离开床面向上拱起,并作咳嗽或憋气鼓腹动作,以提高腹压和椎管内静脉充盈,出现患肢放射性疼痛为阳性。该试验也可站立进行,即患者直立于地上,双手叉腰,躯干前弓并挺腹,作咳嗽或憋气鼓腹动作,出现放射痛为阳性。

8. 屈颈试验

患者取坐于床边或椅子上、两腿伸直着地的体位时,坐骨神经已处于一定程度的紧张状态,这时向前屈颈相当于从上方向上牵拉脊髓和硬脊膜,增大了受到突出椎间盘压迫的神经根张力而引起放射性疼痛,一般出现于肩上型腰椎间盘突出症患者。也可使患者仰卧,双下肢伸直,检查者用手托于患者后枕部逐渐往上抬起,使颈部前屈,如患者主诉有下肢放射性疼痛或麻木感为阳性。该试验阳性也可见于椎管内肿瘤。

第三节 常见疾病

颈肩痛、腰腿痛的病因繁多,创伤、炎症、肿瘤和先天性疾患等四大基本病因均可囊括在内。临床分类方法亦多,各有其侧重,加之某些疾病的病因不明,故尚无全面、准确的分类方法。

表 3-1 颈腰痛常见原因

	脊柱	软组织		椎管	内脏	
损伤	骨折、脱位 椎弓崩裂 椎体滑脱 椎间盘突出	颈、腰扭伤 腰背筋膜脂肪疝 腰肌劳损 棘上、棘间韧带损伤 L_3横突综合征		陈旧性骨折脱位 畸形 硬脊膜囊肿	肾挫伤	
炎症	结核 强直性脊柱炎 类风湿性关节炎	纤维织炎 筋膜炎 血管炎 神经炎 臀上皮神经炎	肩周炎 颈肩周围组织炎	神经根炎 蛛网膜炎 脊髓炎 硬膜外感染	消化性溃疡 胰腺炎 肾炎	
退变	小关节紊乱 脊柱退变 骨质疏松症			椎管狭窄 黄韧带肥厚 椎体后缘骨赘	内脏下垂	心脏病 心绞痛
发育及姿势异常	脊柱侧凸 移行椎	脊肌瘫痪性侧弯		脊膜膨出 神经根和神经节异常	游走肾 多囊肾	
肿瘤	转移性肿瘤 血管瘤 骨巨细胞瘤	脂肪瘤 纤维瘤		脊髓肌神经根肿瘤	胰腺癌 肾癌 腹膜后肿瘤 盆腔肿瘤	肺癌 胃癌 乳腺癌

临床上,颈椎病、肩周炎、腰椎间盘突出症、腰椎管狭窄症、

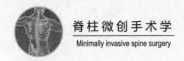
脊柱肿瘤、脊柱结核、脊柱侧凸等为引起颈肩腰腿痛的常见疾病,这里就不再一一赘述,现将门诊中其他引起颈肩腰腿痛的常见疾病简单介绍。

一、急性腰背部扭伤

急性腰背部扭伤俗称"闪腰",在临床上较为多见,尤其是在体力劳动者;偶然参加运动或劳动而事先又未做体力活动准备者中发生尤多。急性腰背部扭伤患者中男性较女性多见,以青壮年为多,多见于重体力劳动者及运动员等活动量较大的人,偶然干重活的脑力劳动者亦易发生。本病病变的范围包括下背部至骶髂部的肌筋膜组织,即胸腰段及腰骶部两个解剖区。

(一)临床表现

1. 强迫体位

腰痛程度轻重不一,重者需长时间卧床。病情较轻者,虽可下地活动,但由于患侧肌纤维痉挛而使患者胸腰段及腰椎前凸消失,呈现出向患侧屈曲的被迫体位,最为多见。

2. 腰部活动受限

腰部扭伤后,腰背部活动时可使损伤组织的受力增加,导致疼痛加剧而出现明显活动受限,尤其以向健侧弯腰、旋转及前屈时更明显。向患侧弯曲时,由于可使损伤组织处于放松状态,故仍可做小范围活动。

3. 疼痛

腰扭伤大多为突然损伤,因此患者自觉局部疼痛多十分剧烈,并随着局部活动而加剧,平卧后则可减轻。其痛点均较固定,并与肌肉撕裂的部位相一致,以髂后上棘及胸腰段棘突旁为多见,亦可见于椎旁横突处。压痛点明显、局限,有时可从此痛点向大腿后部放射,并随腹压增加而加剧。传导叩痛多为阴性,并与下肢抬举(卧床检查时)无明显关系。局部封闭后疼痛可缓解。

4. 肌肉痉挛

受损肌肉由于疼痛及其他各种病理因素而发生反射性的痉挛,用手触摸呈条索状,一般均较明显。处于痉挛状态下的肌肉,由于肌肉纤维频繁地收缩而使其代谢产物增加,从而可使疼痛加剧,并再度促使肌肉痉挛,以至形成恶性循环,所以应设法将其阻断。

5. 其他

除注意各阳性体征与症状外,因本病易与腰椎间盘突出症等相混淆,因此尚应注意本症不易出现的阳性体征,如屈颈试验、下肢直腿抬高试验、下肢反射异常等,均应进行检查。

(二)治疗

1. 腰背部制动

局部制动是任何创伤组织修复的基本条件。

2. 活血化瘀

各种促进局部血液循环及清除创伤代谢产物淤积的疗法均有一定疗效,临床上常用的有:①理疗;②药物;③针灸;④局部按摩。

3. 封闭疗法

对于扭伤后腰痛很明显者,可采用 0.5% 普鲁卡因 20 mL 在痛点处行封闭。

4. 康复期功能锻炼

略。

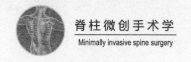

二、腰肌劳损

腰肌劳损(lumbar muscle strain),以腰部隐痛反复发作,劳累后加重,休息后缓解等为主要表现的疾病。实为腰部肌肉及其附着点筋膜或骨膜的慢性损伤性炎症,是腰痛的常见因素之一。

长时间体位不正、弯腰工作或经常腰部持续负重的人员及老年人是该病的高发人群。可因肌肉的代偿性变化而逐渐向周围扩散或发展至对侧。

(一)临床表现

主要症状为腰或腰骶部疼痛,反复发作,疼痛可随气候变化或劳累程度而变化,时轻时重。腰部可有广泛压痛,脊椎活动多无异常。急性发作时,各种症状均明显加重,并可有肌肉痉挛,脊椎侧弯和功能活动受限。

(1)无明显原因的腰部酸痛或胀痛,部分刺痛或灼痛,可局限于一个部位,也可散布整个背部。

(2)劳累时加重,休息时减轻,卧床过久又感不适;适当活动和经常改变体位时减轻,活动过度又加重。

(3)不能坚持弯腰工作。常被迫时时伸腰或以拳头击腰部以缓解疼痛。

(4)腰部有固定压痛点,多在骶棘肌处,髂骨脊后部、骶骨后骶棘肌止点处或腰椎横突处。在压痛点叩击,疼痛反可减轻。

(5)有单侧或双侧骶棘肌痉挛征。

(6)腰部外形及活动多无异常,也无明显腰肌痉挛,少数患者腰部活动稍受限。

（7）天气温暖疼痛减小,气温降低疼痛加剧。

（二）治疗

（1）自我保健适当休息,避免长时间弯腰负重,必要时可使用腰围,同时加强腰背肌功能锻炼,如游泳、5点支撑、小燕飞等。

（2）理疗。

（3）压痛点行局部封闭治疗。

（4）对症治疗,使用非甾体类消炎药、肌松肌等。

三、腰背肌筋膜炎

腰背肌筋膜炎是指因寒冷、潮湿、慢性劳损而使腰背部肌筋膜及肌组织发生水肿、渗出及纤维性变,而出现的一系列临床症状。

潮湿、寒冷的气候环境,是最多见的原因之一,湿冷可使腰背部肌肉血管收缩、缺血、水肿引起局部纤维浆液渗出,最终形成纤维织炎。慢性劳损为另一重要发病因素,腰背部肌肉、筋膜受损后发生纤维化改变,使软组织处于高张力状态。从而出现微小的撕裂性损伤,最后又使纤维样组织增多、收缩,挤压局部的毛细血管和末稍神经出现疼痛。其他如经常一个姿势坐着、缺少相应的活动、久坐电脑前及病毒感染等都是诱因。

（一）临床表现

主要表现为腰背部弥漫性钝痛,尤以两侧腰肌及髂嵴上方更为明显。局部疼痛、发凉、皮肤麻木、肌肉痉挛和运动障碍。疼痛特点是:晨起痛,日间轻,傍晚复重,长时间不活动或活动过度均可诱发疼痛,病程长,且因劳累及气候变化而发作。查体时患部有明显的局限性压痛点,触摸此点可引起疼痛和放射。有

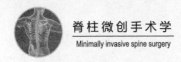

时可触到肌筋膜内有结节状物,此结节称为筋膜脂肪疝。

(1)腰背部弥漫性钝痛,尤以两侧腰肌及髂嵴上方更为明显。腰部疼痛、发凉、皮肤麻木、肌肉痉挛和运动障碍。

(2)晨起痛,日间轻,傍晚复重,长时间不活动或过度活动均可诱发疼痛,病程长,且因劳累及气候性变化而发作。

(3)查体时患部有明显的局限性压痛点,触摸此点可引起疼痛和放射。

(4)用普鲁卡因痛点注射后疼痛消失。

(5)X线检查无异常。实验室检查抗"O"或血沉正常或稍高。

(6)磁共振成像(MRI)检查,腰背部皮下可见条片状长 T_1 长 T_2 信号,边界较清,为渗出的液体信号。

(二)治疗

1. 病因治疗

解除病因,注意保暖,局部热敷,防止受凉。急性期注意休息。

2. 对症治疗

非甾体类消炎镇痛药、中药、膏药等。

3. 封闭疗法等

封闭疗法、针刺疗法、理疗、按摩治疗。

4. 针刀治疗

有明确的肌结节及末梢神经卡压征者,是施行小针刀疗法的最佳适应证。

5. 腰椎微创治疗

脊神经后支射频消融术等。

四、棘上、棘间韧带损伤

棘上韧带是从枕骨隆突到第 5 腰椎棘突,附着在棘突的表面。颈段的棘上韧带宽而厚,称为项韧带,胸段变得纤细,腰段又较为增宽,故中胸段棘上韧带损伤多见。棘间韧带是连接两个棘突之间的腱性组织,由三层纤维组成,其纤维之间交叉排列,易产生磨损。这两种韧带主要是防止脊柱过度前屈,往往同时发生损伤。由于腰 5- 骶 1 处无棘上韧带,且处于活动腰椎和固定的骶椎之间,受力最大,故此处棘间韧带损伤机会也最大。

长期埋头弯腰工作者,不注意定时改变姿势;脊柱因伤病不稳定,使棘上、棘间韧带经常处于紧张状态即可产生小的撕裂、出血及渗出。这种损伤性炎症刺激分布到韧带的腰神经后支的分支,即可发生腰痛。病程长者,韧带可因退变、坏死而钙化。棘上韧带与棘突连接部可因退变、破裂而从棘突上滑脱。此外,因暴力所致棘上、棘间韧带破裂,在伤后固定不良而形成较多瘢痕,也是慢性腰痛的原因

(一)临床表现

多无外伤史。腰痛长期不愈,以弯腰时明显,但在过伸时因挤压病变的棘间韧带,也可引起疼痛。部分病人痛可向骶部或臀部放射。检查时在损伤韧带处棘突或棘间有压痛,但无红肿。有时可扪及棘上韧带在棘突上滑动。棘间韧带损伤可通过 B 型超声或 MRI 证实。

(二)治疗

本病大多数可经非手术治疗而治愈,但须减少脊柱活动。

(1)制动:避免弯腰的活动,佩戴腰围,减少对韧带的进一

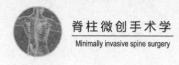
步损伤。

（2）局部封闭治疗。

（3）理疗。

五、第三腰椎横突综合征

第三腰椎横突综合征是常见的腰背痛疾病之一，其详细的发病机制还不清楚，是以积累性损伤引起的急慢性肌筋膜腰痛的一种表现，系常见的软组织疼痛性疾病

由于第三腰椎的横突最长，附着其上的所有韧带、肌肉、筋膜、腱膜承受到的拉力也最大，故较易于损伤。急性损伤者，可有肿胀，皮下瘀血，触痛明显，甚至有棘间过宽或棘突裂隙。损伤可因致伤因素不等，而出现不同的炎症反应。轻者产生横突与肌肉附着处撕裂、出血、血肿，继而导致肌紧张和肌痉挛，也将因此而刺激或压迫脊神经后支的外侧支。同时出现的病理生理改变是被束缚的肌肉、筋膜之间的神经束，因神经本身的血液供应不足或中止而导致的神经水肿变粗，及因此而引起的臀上皮神经疼痛。

（一）临床表现

本征多见于从事体力劳动的青壮年，男性多发，常诉有轻重不等的腰部外伤史，主要症状为腰部疼痛（弯腰时疼痛多呈持续性加重）。疼痛因人而异，有的疼痛非常剧烈，有的则持续性钝痛。疼痛往往在久坐、久站或早晨起床以后加重。症状重的还有沿大腿向下放射的疼痛，可至膝盖以上，极少数病例疼痛可延及小腿的外侧，但并不因腹压增高（如咳嗽、喷嚏等）而增加疼痛症状。腰部后仰不痛，向对侧弯腰受限。第三腰椎横突尖端有明显的局部压痛,定位固定,是本综合征的特点。压痛点偏高,在第 3 腰椎棘突旁开 5 ～ 6 cm 至横突部,腰椎间盘突出症及小关节病变在棘突旁 2 ～ 3 cm 处。有的病例可在第三腰椎横突外缘,相当于第三腰椎棘突旁 4 cm 处,尤其是瘦长型患者可触到横突尖端并有明显的压痛及局限性肌紧张或肌痉挛,可触及活动的肌肉痉挛结节(于臀中肌的后缘及臀大肌的前缘相互交接处可触及隆起的索条状物并有明显触压痛)。按压时由于第 2 腰神经分支受刺激而引起放射痛达大腿及膝部。在臀大肌的前缘可触及紧张痉挛的臀中肌,局部压痛明显。有的病例股内收肌可出现痉挛紧张,这是因为股内收肌由 L_2 ～ L_4 发出的闭孔神经所支配,当 L_1 ～ L_3 发出的脊神经后支受到刺激时,可反射性地引起股内收肌肌紧张和痉挛的缘故。X 线平片可见第三腰椎横突较长。

(二)治疗

(1)理疗、针灸、按摩、小针刀等。

(2)封闭疗法。

(3)对症处理:外敷药物及使用非甾体类消炎镇痛药等。

六、小关节紊乱

颈、腰椎小关节紊乱刺激脊神经后支反射性引起颈肩部、下腰部疼痛及坐骨神经痛。小关节炎症或关节囊嵌顿可能是产生症状的原因。

(一)临床表现

小关节病变是引起脊柱相关性疼痛的重要原因之一,慢性腰痛患者有 15% ～ 45% 由小关节病变引起,慢性颈肩痛占

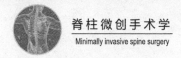
36%～60%,慢性胸痛占34%～48%,其主要临床表现有:

(1)间断性发作,可以由轻微动作或不当体位诱发,发作周期不等(每月几次或每年几次)。

(2)多数患者对应的小关节有固定压痛点与肌肉紧张。

(3)扭曲或旋转运动加重疼痛。

(4)患者后伸时症状加重,而前屈时症状无明显影响。

(5)腰椎小关节痛症状在腰部,可放射到臀部与大腿后侧,很少放射到大腿前面与小腿,颈椎小关节痛可放射到肩与上背,很少放射到前臂手指。

(6)疼痛可因不断变化体位、行走而缓解。

(7)神经系统检查正常。

(8)影像学检查可有小关节退行性变或无任何异常。

(二)颈椎小关节紊乱

颈椎小关节紊乱综合征也称为小关节滑膜嵌顿,是指颈椎的小关节超出正常的活动范围,小关节面之间发生微小的错位。多由于轻度的急性颈扭伤,使滑膜嵌入小关节之间,造成小关节交锁或脱位,使脊椎活动受限。伤后立即发生异乎寻常的剧痛。

1. 临床表现

(1)有长期低头工作的劳损史;或起病较急,有颈部过度前屈,过度扭转的外伤史。

(2)伤后颈部酸痛,活动时加剧;项韧带及两侧有固定压痛点;病变颈椎棘突的一侧隆起或偏歪。

(3)颈部肌肉稍有痉挛、强硬、头歪向健侧或略有前倾。颈部活动受限、活动时有小关节弹响声,颈部可触及条索状、结节状、黏连增厚点。

（4）颈部无力,肌力减退,持物落地。有的病人可出现头昏、视物不清、眼震、面部麻木等头颈综合征。

（5）X线片显示:生理屈度变直,颈椎前凸减少或消失或反屈线,或椎间隙后缘增宽,椎体可侧方移位。X线侧位片显示双边影。

2.治疗

（1）手法复位,复位后,近期应避免颈部过多地活动,必要时佩戴颈托。

（2）小关节内药物注射。

（3）脊神经后支射频消融术。

（三）胸椎小关节紊乱

1.临床表现

（1）外伤史:患者在突然外力作用下有过度前屈或后伸肩背运动的受伤史。

（2）疼痛:伤后胸背即痛,痛连胸前,背有负重感,坐卧不宁,走路震动、咳嗽、喷嚏、深呼吸等均可引起疼痛加重。患椎及其相邻数个胸椎有深压痛,压痛在棘突上或棘间韧带处,并可摸到患椎处有筋结或条索状物等软组织异常改变。

（3）常可出现胆囊、阑尾、胃区的疼痛。

（4）X线检查:部分患者有患椎棘突偏歪改变。

2.治疗

（1）手法复位 必须由专业医师操作。

（2）小关节内药物注射。

（3）脊神经后支射频消融术。

（四）腰椎小关节紊乱

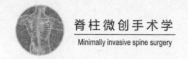

当腰部突然活动时,腰椎小关节间隙张开,关节内负压增大,滑膜即可进入关节间隙中。如果伸屈时关节滑膜被夹于关节间隙,就会造成小关节的滑膜嵌顿或小关节半脱位。滑膜可因关节的挤压而造成严重的损伤。滑膜和关节囊有丰富的感觉和运动神经纤维,引起剧烈的疼痛和反射性肌痉挛。如不及时解脱嵌顿,就会产生慢性严重腰痛和关节炎。

1. 临床表现

(1)外伤史:患者大多有腰部扭伤、闪伤的病史;有慢性腰痛史的青壮年可能因日常生活中的轻微动作而产生腰部剧痛,突然腰部不能活动,被迫卧床休息者;此类患者少数人可有放射性疼痛。老年患者多因脊椎退行性变、身体肥胖发病。

(2)疼痛:伤后即痛(一般多因小关节滑膜嵌顿引起),腰痛难忍,表情痛苦,不敢活动,惧怕别人搬动,轻轻移动下肢则疼痛无法忍受。等嵌顿解除后,剧痛可自行缓解或转为一般扭伤性腰痛。亦可有神经根刺激症状。

(3)患者腰部呈僵硬屈曲位,后伸活动明显受限,损伤的关节突关节及其同节段上的棘突偏左或偏右,并伴有压痛。

(4)X线检查:可见腰椎后关节排列方向不对称,腰椎侧弯和后突,椎间隙左右宽窄不等。

2. 治疗

(1)手法复位是本病的有效疗法。

(2)复位后注意近期避免过多活动。

(3)对症治疗:适当口服非甾体类消炎镇痛药治疗。

七、骶髂筋膜脂肪疝

骶髂筋膜脂肪疝(sacro-illac facial lipocele)是指臀部脂肪经骶髂筋膜突出形成的一种疝,是引起腰腿痛的原因之一。女性多发,肥胖的成年女性尤其多发,男性相对少见。骶髂关节外上方的骶髂筋膜存在着固有孔隙,是发生本病的病理基础。

骶髂关节上方的骶髂筋膜比较薄弱,由腰 1 ～ 3 神经后支组成的臀上皮神经及伴行的血管束在穿过骶髂关节外上方的骶髂筋膜时形成固有孔隙,且局部又有比较丰富的脂肪组织,尤其肥胖女性,当剧烈的弯腰活动或臀大肌猛烈收缩时,深部脂肪组织压力增高,经薄弱的固有孔隙疝出或筋膜撕裂后疝出形成脂肪疝。疝出的脂肪水肿、出血、扭转、嵌顿或压迫附近的皮神经,可引起局部疼痛和相应节段腰神经前支分布区的感应痛。由于疝孔大小与疝内容多少不同引发的疼痛和性质有差异。发病时间短、内容物少者可自行还纳,反之疝出的脂肪组织与周围组织黏连难以还纳,形成局部疼痛性结节,这时疼痛明显,常常产生慢性腰腿痛症状。另外,从固有孔疝出者,因有神经、血管走行,疼痛较重,而从非固有孔隙疝出者疼痛较轻。

（一）临床表现

主要症状是腰痛和患侧臀部疼痛,部分病人伴感应性坐骨神经痛,其程度差异较大,多数为酸胀痛,少数在弯腰、蹲坐、起身或骶髂部、腰部扭闪后疼痛突然加剧,甚至翻身、起床等活动受限。

骶髂关节脂肪疝最典型的体征是在髂嵴上缘偏内侧,骶髂关节外上方皮下组织内可触及多个结节状肿物,直径 1 ～ 3cm

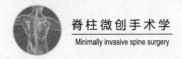

不等,结节质地较硬韧,弹拨或按压时出现疼痛。部分病人在指压结节时出现腰骶部、臀部或同侧大腿酸胀痛。结节可为圆形、椭圆形或不规则形,可单个或多个融合在一起。有些病人可出现坐骨神经分布区疼痛,但直腿抬高试验及加强试验为阴性,无下肢感觉障碍及反射异常。

（1）壮年多发,女性明显多于男性,其中绝大多数病人为肥胖体型。

（2）骶髂部皮下组织深部触及疼痛性结节,结节或单个或多个,圆或椭圆形结节,表面光滑无黏连,基底较固定,略硬于脂肪瘤,于俯卧位较易触及,向深部上下滚动触之更明显,压迫结节引起同侧下肢或臀部放射性酸胀疼痛。

（3）直腿抬高试验及加强试验阴性,无坐骨神经分布区感觉障碍,腱反射正常,无其他神经根的症状。

（4）X线或CT扫描,对于位于脂肪深层的结节不易被发现,因此检查一般无阳性发现。但能除外椎管内退变疾病,如椎管狭窄、腰椎滑脱及腰椎间盘脱出等。

（二）治疗

1. 非手术治疗

非手术治疗包括局部封闭、理疗、手法复位还纳等方法。

（1）局部封闭、小针刀局部松解：治疗后疼痛可立即消失或明显减轻,部分病人可以治愈。

（2）按摩和手法复位。

（3）理疗及应用消炎止痛类药物。

2. 手术治疗

对于保守处理效果欠佳者,可考虑手术处理。手术的原则是尽量切除疝出和骶髂筋膜下的脂肪,扩大疝孔。

八、椎弓根峡部不连,腰椎滑脱征

腰椎椎体间因各种原因造成骨性连接异常而发生的上位椎体与下位椎体部分或全部滑移称为腰椎滑脱。

一侧或两侧椎弓根峡部崩裂、不连续,患椎向前滑移,称为腰椎滑脱,又称真性滑脱;无峡部崩裂,而是椎间盘退变或其他原因致椎间位置滑移,称为假性滑脱,又称退行性滑脱;当腰椎滑脱同时伴慢性下腰痛、腰骶神经卡压症和马尾综合征等表现,则称为腰椎滑脱症。

腰椎滑脱的发生率在国内外报道中成人约占 5%。本症多发于中年以上女性,男女比例为 1:5,以 L_4-L_5 滑脱最多见,其中 L_5 发生率最高,其他腰椎少见。

分类: Newman 和 Stone 通过 15 年对 319 例病例进行分析,首先对椎体滑脱分类,Wiltse 在此基础上将椎体滑脱按病因分为五型,并得到国际腰椎研究学会的认可。如下表所示。

表 3-2　椎体滑脱 WILTSE 分类

Ⅰ型	发育不良型
Ⅱ型	峡性。腰椎峡部缺损
ⅡA	腰椎峡部应力骨折
ⅡB	腰椎峡部延长,但仍完整无骨折
ⅡC	腰椎峡部急性骨折
Ⅲ型	退行性滑脱。由于长时间站立,持续下腰不稳
Ⅳ型	创伤性滑脱。腰椎峡部附近后部结构的急性骨折
Ⅴ型	病理性滑脱。由于全身或局部骨质病变导致脊柱后部结构的破坏

该分类具有一定的局限性,其建立在病因学及影像学混合

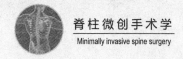

的标准上,并不包括日益增多的手术后滑脱。

1982 年 Marchetti 和 Bartolozzi 对脊椎滑脱提出了新的分类方法,且于 1994 年进行修正。该法没有将峡性因素放在最重要的位置,而是将发育和发育不良性脊椎滑脱作为首要因素。如下表所示。

表 3-3　Marchetti–Bartolozzi 脊椎滑脱分类

A 发育性	B 获得性
高度发育不良	创伤性
伴有峡部裂	急性骨折
伴有峡部延长	应力骨折
低度发育不良	手术后
伴有峡部裂	直接手术
伴有峡部延长	间接手术
病理性	
局部病变	
全身性疾病	
退行性	
原发性	
继发性	

（一）临床表现

并非所有的滑脱都有临床症状,除了与脊柱周围结构的代偿能力有关外,还取决于继发损害的程度,如关节突增生、椎管狭窄、马尾及神经根的受压等。

1. 疼痛

（1）疼痛:轻症患者可以没有任何症状,仅在摄片前发现。程度严重者多有腰痛,疼痛点多在腰部、臀部,疼痛特点有酸痛、牵拉痛、胀痛,患者感觉其腰部似"折断"一样,尤以长久站立、行走、腰部变动体位、过度运动或负重时加重,稍休息后症状减轻或消失。

（2）坐骨神经受累:下肢放射痛及麻木无力、麻痹,可双侧或单侧出现,直腿抬高试验阳性。

（3）马尾神经受累:滑脱严重时可因马尾神经受累出现鞍区麻木及大小便异常。

（4）腰椎前凸增加,臀部后凸:滑脱较重的患者可能会出现腰部凹陷、腹部前凸,甚至躯干缩短、走路时出现摇摆。

（5）触诊:滑脱上一个棘突前移,腰后部有台阶感,棘突压痛。

2. X 线平片

（1）前后位片:不易显示峡部病变。通过仔细观察,可能发现在椎弓根阴影下有一密度减低的斜行或水平裂隙,多为双侧,宽度 1 ～ 2 mm。明显滑脱的患者,滑脱的椎体因与下位椎体重叠而显示高度减小,椎体倾斜、下缘模糊不清、密度较高,与两侧横突及骶椎阴影相重叠,称为 Brailsford 弓。滑脱腰椎的棘突可向上翘起,也可与下位椎体之棘突相抵触,并偏离中线。

（2）侧位片:能清楚显示椎弓崩裂形态。裂隙于椎弓根后下方,在上关节突与下关节突之间,自后下斜向前下,边缘常有硬化征象。病变一侧者侧位片显示裂隙不完全或不清楚,两侧者显示较清楚。分级采用分度判定:国内常用的是 Meyerding 分级,即将下位椎体上缘分为 4 等份,根据椎体相对下位椎体向前滑移的程度分为Ⅰ～Ⅳ度。Ⅰ度:指椎体向前滑动不超过椎体中部矢状径的1/4者。Ⅱ度:超过 1/4,但不超过 2/4 者。Ⅲ度:超过 2/4,但不超过 3/4 者。Ⅳ度:超过椎体矢状径的 3/4 者。

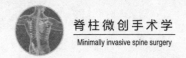

（3）斜位片：可清晰显示峡部病变。在椎弓崩裂时，峡部可出现一带状裂隙，称为苏格兰（Scotty）狗颈断裂征或长颈犬（Greyhound）征。其前下方常位于骶骨上关节突顶点上数毫米，偶尔可位于顶点的稍前方。

（4）动力性 X 线片：可判断滑移的活动性，对判断有无腰椎不稳价值较高。腰椎不稳的 X 线诊断标准有过伸、过屈位片上向前或向后位移＞3 mm 或终板角度变化＞15°,正位片上侧方移位＞3 mm；椎间盘楔形变＞5°。过屈时可使峡部分离,有助于诊断。

3. CT 扫描

CT 扫描对峡部病变的诊断率较高。另外，CT 不仅能够观察椎体和椎间盘的异常，而且可以清楚显示椎体后部小关节结构和软组织异常。腰椎滑脱的 CT 表现主要有：①双边征。②双管征。③椎间盘变形：即出现滑脱水平的纤维环变形，表现为前一椎体后下缘出现对称的软组织影，而下一椎体后下缘无椎间盘组织。④峡部裂隙出现在椎弓根下缘平面,走行方向不定，边缘呈锯齿状。

4. 磁共振成像（MRI）检查

可观察腰椎神经根受压情况及各椎间盘退变程度,有助于确定减压和融合范围。

CT 对峡部病变的诊断率较高,CT 可明确有无椎管狭窄、椎间盘突出症并发症。 MRI 对有合并纤维破裂及滑脱更有诊断意义。本病的诊断最终由 X 线片决定。

（二）治疗

1. 非手术治疗

（1）避免腰部负重活动,如提重物、弯腰等。

（2）理疗:如红外、热疗,配带腰围、支具。

（3）口服:非甾体类消炎止痛药等。

2. 手术治疗

后路滑脱复位椎弓根螺钉内固定、椎间植骨融合术等。

九、腰椎不稳

腰椎不稳定是指腰部椎间关节在正常负荷下,不能维持其生理解剖关系的能力。由于腰部负荷和活动量大,其椎间盘源性的疾病发生率就高,椎间盘的退变,必波及小关节的稳定,致小关节退行性变的开始时间也较其他关节为早。表现腰5骶1椎体间易发生狭窄、松动及失稳等征象。小关节的退行性关节炎在X线片上显示小关节间隙狭窄、增生。

（一）临床表现

1. 疼痛

（1）常易腰扭伤,轻微的活动即引起突然的腰痛,疼痛时间短暂,改变体位或姿势疼痛可缓解,常不伴有腿痛。

（2）久站后腰痛出现,由于椎间关节松弛,久站后腰部负荷加重,需借用依托以减轻腰部负荷。

（3）根性刺激痛,由于椎间关节松动,脊神经根易受牵拉,常伴有一侧下腰痛,近侧坐骨神经痛。

（4）轻微活动出现"卡住"疼痛及错位感觉,变换体位或推拿手法可即刻消失,且症状可再次诱发者要考虑腰椎节段性不稳。

2. X线平片

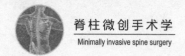

（1）腰椎各节段退行性变,摄屈—伸动力性侧位片观察椎间关节松动的程度,椎体移动在 3 mm 以内,与邻近椎间隙成角不超过 15 度为正常,反之则高度怀疑存在不稳。

（2）椎间隙狭窄:$L_4 \sim L_5$ 椎间隙狭窄可能与腰痛有关,而且与神经症状,如麻木、坐骨神经痛等也密切相关。静态 X 线片显示运动节段有不稳,而动态 X 线片上可能未见异常,与肌肉痉挛干扰有关。

（3）在 X 线片上显示非对称性椎间隙塌陷也是节段性不稳的表现。

（4）骨赘:分为牵拉骨赘和钳形骨赘。牵拉骨赘是纤维环最外层受不正常应力所产生。而钳形骨赘是椎体对压缩负荷的生理反应,以期达到脊柱稳定,与体力劳动和长期过度负荷有关。

（5）脊柱排列紊乱:X 线片上显示 L_4 假性滑脱,也有学者观察到是 L_4 比 L_5 向后滑移;椎弓轴向旋转畸形,在平片上见到椎弓根旋转,棘突序列中断,偏移中线。

（二）治疗

1. 保守治疗

（1）腰背肌功能锻炼。

（2）佩戴腰围制动。

（3）理疗。

2. 手术治疗

腰椎后路椎弓根螺钉内固定等。

十、颈椎不稳

颈椎不稳指在颈椎退变过程中,颈椎结构不能维持其生理平衡而致椎体位移超过其生理限度而出现相应的临床症状。颈椎本身从出生后即包含着许多不稳定性因素,尤其是椎间关节的水平位、韧带的松弛及脊髓与椎管的比例等均构成其不稳定的解剖学基础。颈椎不稳既是颈椎病病理生理改变中的一个过程,在持续时间过久时又可以是一个独立性疾患。

李佳顺等通过观察分析并结合国内其他作者的研究成果后指出,国人颈椎不稳的 X 线诊断标准应该放宽,水平移位 >3 mm 或成角移位 >10° 更合理。

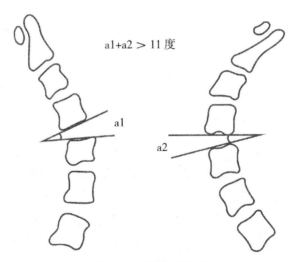

图 3-1　椎体角度位移

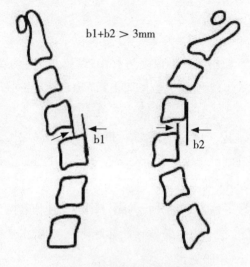

图 3-2 椎体水平位移

在颈椎 X 线上,主要对常规侧位、过伸及过屈动力位加以测量:在每一张侧位片上分别以颈 2 和颈 7 椎体为起点,分别沿椎体前缘、后缘、棘突前缘各画一条弧线,确定同一张侧位片上六条线的平行程度,如果同一节段起点有两条不平行,不平行所处的颈椎节段为可疑颈椎不稳定节段。

同一条弧线不能成为平滑的弧线,不平滑处为可疑颈椎不稳定节段。如果以颈 2 和颈 7 椎体为起点的椎体前缘、后缘、棘突前缘弧线交叉,此相交点为颈椎不稳定节段。例如分别以颈 2 和颈 7 椎体为起点椎体后缘弧线交叉,此相交点为颈椎不稳定节段。测量可疑颈椎不稳定节段即此活动节段的活动度,方法是在过伸及过屈位分别测量同一活动节段上、下椎体夹角,过伸位与过屈位的角度差为此节段的活动度,大于绝对值 16° 为颈椎不稳定节段。测量可疑颈椎不稳定节段的位移即此活动节段椎体的位移距离(mm)。方法是在同一姿势下测量同一活动节段椎体的位移距离,绝对值大于3 mm为颈椎不稳定节段。

颈椎不稳分为上颈椎不稳和下颈椎不稳。

上颈椎不稳主要包括枕颈不稳及寰枢关节不稳两类。前者以外伤及枕颈部先天性发育异常为多见,病情亦较为严重。后者除与颈部外伤相关外,在儿童则多发生于咽喉后壁处炎症之后,由于寰枢关节局部韧带松弛所致。在治疗上,对早期病例较前者相对为易,预后亦多较好。但晚期病例或是因外伤或先天畸形所致者,病情多较复杂,预后差别亦较大。

下颈椎不稳:对颈2～3椎节以下的颈椎段椎节不稳定者,称为下颈椎不稳症。在临床上十分常见,且其病情相差甚大。下颈椎不稳症的原因与上颈椎不稳症相似,但后天性退变起着较为重要的作用。在X线片上可见不稳多发生在C_4-C_5、C_5-C_6节段。

颈椎退变过程中,颈椎整体活动范围减小,但部分节段代偿性超限活动,使其椎间关节加速退变,超过正常生理活动范围,就造成颈椎不稳。不稳的节段将造成对颈髓的动态压迫,也使其椎间连接结构承受更大的应力。出于对颈髓的保护性反应,不稳节段进一步退变增厚,并逐渐形成骨赘。这时不稳的节段将再次获得稳定,但由不稳对脊髓造成的动态性压迫演变为骨赘对脊髓的狭窄性静态压迫,即发展成脊髓型颈椎病。此时整个颈椎的活动范围将进一步减小,颈椎曲线也变得僵直,并出现反曲、S型等异常曲线。

(一)临床表现

1.颈部症状的主要表现

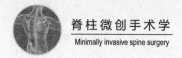

（1）被迫体位：常诉颈项部僵硬,患者喜用双手托住下颌以减轻头颅的重量,或是采取卧位,不愿多活动头部。

（2）活动受限：颈项肌紧张,尤以转头时明显,几乎可减少正常活动量的一半以上。

（3）颈肩部疼痛：多诉枕颈部疼痛,可有局限性压痛点,可有上肢放射痛。

2. 神经症状的主要表现

多表现为四肢锥体束征。表现为肌张力增高及反射亢进等症状,以下肢为重,可出现步态不稳,似有踩棉花感,Babinski征可为阳性。上肢主要表现为手部精细动作障碍,四肢可有麻木、疼痛及感觉过敏等感觉障碍症状,后期则出现痉挛性瘫痪,Hoffmann征多阳性。

3. 椎动脉供血不全的症状

上颈段不稳波及椎动脉时可出现明显的椎 - 基底动脉供血不全症状,尤其是寰椎后方椎动脉沟处有骨环或半骨环残留者更易发生。临床上约有半数病例仅仅表现此症状(却无脊髓或根性症状)因此,在对椎动脉型颈椎病诊断时,必须考虑到此处病变的可能性并加以排除。

（二）上颈椎不稳的诊断和治疗

主要依据：既往病史,包括有无先天发育性畸形、外伤史及咽喉部炎症等；临床症状特点,以及 X 线片或其他影像学检查（CT 及 MRI 检查）等。在临床上可将其分为器质性不稳和动力性不稳两类。

1. 诊断

（1）器质性不稳。

器质性不稳多因颈枕部病变所致,包括:

①自发性寰枢椎脱位:以儿童为多见,多因咽喉部炎症所致。

②外伤性寰枢椎脱位后遗症:急性期治疗不当或损伤严重者均可引起不稳症。

③颅底凹陷症:以枕骨大孔为中心的颅底骨组织、寰椎及枢椎骨质发育畸形,寰椎向颅腔内陷入,枢椎齿状突高出正常水平进入枕骨大孔,使枕骨大孔狭窄后颅窝变小,从而压迫延髓小脑及牵拉神经根产生一系列症状同时可有椎动脉受压出现供血不足表现。

④上颈椎外伤后遗性不稳症:除寰枢椎脱位外,尚包括上颈椎其他各种骨折等损伤后期由于韧带撕裂松弛所致者。

⑤肌源性上颈椎不稳:主要是各种累及颈部肌肉的疾患包括高位脊髓侧索硬化症、肌营养不良症等均可造成上颈椎不稳,虽较少见但预后不佳。

⑥医源性上颈椎不稳:主要指由于操作手法过重牵引过度等所致者。

⑦其他:各种中毒性疾患及脊柱畸形等均可继发不稳症。

(2)动力性不稳。

动力性不稳主要因横韧带翼状韧带或齿状韧带及周围关节囊等松弛与不稳所致者,除可查出明显原因可归于器质性不稳症外,其余均属此类。此种不稳除可引起前后向或侧向(左右)不稳外(可分别从 X 线侧位及正位片上判定)尚应注意因一侧翼状韧带松弛所引起的旋转不稳。

2. 治疗

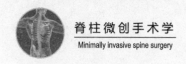

（1）非手术治疗。

①颈部制动：行牵引、颈托及支具外固定。

②对症处理：如有神经刺激症状，适当给予脱水、止痛等治疗。

（2）手术治疗。

①枕颈融合术；②寰椎后弓切除＋枕颈融合术；③寰枢椎植骨融合术；④齿突固定术；⑤颅后窝及寰椎后弓减压术等。

（三）下颈椎不稳的诊断和治疗

1. 诊断

White 确定的颈椎不稳的诊断标准为：具有以下三项之一者则认为颈椎不稳或处在不稳的边缘上：

（1）所有的前方或后方结构成分的损害而失去功能。

（2）在中立位或过伸过屈侧位 X 线片上一个椎体与其相邻椎体相比，向前或向后移位超过 3.5 mm。

（3）在中立位或过伸过屈侧位 X 线光片上相邻椎体间的夹角差大于 11°。

2. 治疗

（1）非手术治疗。

①颈部制动：行牵引、颈托及支具外固定。

②对症处理：如有神经刺激症状，适当给予脱水、止痛等治疗。

（2）手术治疗。

前路的椎间盘植骨融合术，椎体的次全切除植骨融合术等。

十一、梨状肌综合征

梨状肌综合征是指由于梨状肌损伤使坐骨神经在臀部受压所引起的一侧臀腿疼痛为主的病症。

（一）临床表现

坐骨神经痛是梨状肌综合征的主要表现。疼痛以臀部为主，经大腿后方向小腿和足部后面或后外侧放射，有的还会伴有小腿外侧麻木、会阴部不适等。严重时不能行走或行走一段距离后疼痛剧烈，需休息片刻后才能继续行走。疼痛严重的可诉说臀部呈现"刀割样"或"灼烧样"的疼痛，双腿屈曲困难，双膝跪卧，夜间睡眠困难。大小便、咳嗽、打喷嚏等因为能增加腹压而使患侧肢体的窜痛感加重。

查体见患侧臀部压痛明显，尤以梨状肌部位为甚，可见小腿肌肉萎缩，小腿以下皮肤感觉异常。触诊可触及弥漫性钝厚，成条索状或梨状肌束，局部变硬等。4 字试验时予以外力拮抗可加重或诱发坐骨神经痛，臀部压痛处 Tinel 征可阳性。

直腿抬高试验在 60° 以前出现疼痛为试验阳性，因为梨状肌被拉长至紧张状态，使损伤的梨状肌对坐骨神经的压迫刺激更加严重，所以疼痛明显，但超过 60° 以后，梨状肌不再被继续拉长，疼痛反而减轻。

梨状肌紧张试验是检查梨状肌损伤的一种方法：患者仰卧位于检查床上，将患肢伸直，做内收内旋动作，如坐骨神经有放射性疼痛，再迅速将患肢外展外旋，疼痛随即缓解，即为梨状肌紧张试验阳性。通常梨状肌综合征时梨状肌紧张试验也为阳性。

有髋臼骨折病史者 X 线片上可显示移位的骨块或骨痂。

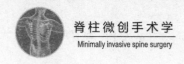

（二）治疗

1. 非手术治疗

（1）病因治疗：避免长时间坐位、腰骶部受寒等。

（2）局部封闭、小针刀松解治疗。

（3）理疗。

（4）行营养神经、止痛等对症处理

2. 手术治疗

对保守治疗无效者，可行梨状肌切断术。

十二、肩峰下撞击综合征

肩峰下撞击综合征（collision injury of subacromion）是肩峰下关节由于解剖结构原因或动力学原因在肩的上举、外展运动中，因肩峰下组织发生撞击而产生的临床症状。解剖结构原因指冈上肌出口部因骨或软组织结构异常，造成出口部狭窄而发生的撞击征；动力学原因主要指肩关节稳定性结构破坏或动力装置失衡而导致的肩峰下撞击征。

肩峰前外侧端形态异常，骨赘形成，肱骨大结节的骨赘形成，肩锁关节增生肥大，以及其他可能导致肩峰—肱骨头间距减小的原因均可造成肩峰下结构的挤压与撞击，这种撞击大多发生在肩峰前 1/3 部位和肩锁关节下面。反复的撞击促使滑囊肌腱发生损伤、退变乃至发生肌腱断裂。

（一）临床表现

1. 肩前方慢性钝痛

肩前方慢性钝痛，在上举或外展活动时症状加重。以上举60°～120°或外展时尤甚。肩前方慢性钝痛，是撞击综合征的主要表现,是肩袖炎症的必然结果。

2. 疼痛弧征

患臂上举 60° ～ 120° 范围出现疼痛或症状加重,疼痛弧征仅在部分患者中存在,而且有时与撞击征并无直接关系。

3. 砾轧音

检查者用手握持患臂肩峰前后缘,使上臂做内外旋运动及前屈、后伸运动时可扪及砾轧声,用听诊器听诊更易闻及。明显的砾轧音多见于撞击征 2 期尤其是在伴有完全性肩袖断裂者。

4. 肌力减弱

肌力明显减弱与广泛性肩袖撕裂的晚期撞击征密切相关。肩袖撕裂早期,肩的外展和外旋力量减弱有时系因疼痛所致。

5. 撞击试验

撞击试验是模拟肩峰下撞击的动作,阳性代表肩峰下组织与肩峰及喙肩韧带有撞击,并造成疼痛,故有重要的诊断意义。具体方法为用手向下压迫患侧肩胛骨,并使患肩上举,使肱骨大结节与肩峰撞击而出现疼痛。

6. 撞击注射试验

以 1% 利多卡因 10 mL 沿肩峰下面注入肩峰下滑囊,若注射前、后均无肩关节运动障碍,注射后肩痛症状得到暂时性完全消失,则撞击征可以确立。如注射后疼痛仅有部分缓解且仍存在关节功能障碍,则“冻结肩”的可能性较大。本方法对非撞击征引起的肩痛症可以作出鉴别。

7. X 线片

X 线片显示肩峰形态异常:有人认为肩峰形态和肩峰下骨赘形成是诊断撞击综合征的重要依据,亦有人认为肩峰下骨赘

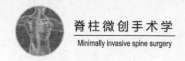
不完全与撞击有关。

（二）治疗

1. 非手术治疗

（1）制动：早期应用肩肘带悬吊外固定。

（2）口服非甾体类消炎镇痛剂。

（3）局部封闭治疗。

（4）适当关节功能锻炼。

2. 手术治疗

对于病情较重者，保守治疗无效，选择手术治疗。

十三、跟痛症

跟痛症是由多种慢性疾患所致跟部跖面（即脚后跟）疼痛，其与劳损和退化有密切关系，常见的病因有：①足跟纤维脂肪垫炎；②跖筋膜炎；③跟骨骨刺。临床表现主要为足跟跖面疼痛、肿胀和压痛，走路时加重。本病多发生于中年以后的肥胖者，男性发生率高，一侧或两侧同时发病。大多数为慢性起病，常同时有风湿或类风湿性关节炎，骨性关节炎等。本病主要以非手术疗法为主，疗效较佳。非手术治疗无效者，则需行手术治疗。

（一）临床表现

（1）多于中年以上发病，跟部跖面疼痛、肿胀、走路时加重。

（2）足跟底前内侧压痛。

（3）有时有其他畸形，为平底足等。

（4）跟骨侧位X线片可能有骨刺。

（二）治疗

多采用非手术治疗，如鞋垫及填充物、矫形鞋、物理因子治疗(局部臭氧治疗)、口服非甾体类消炎镇痛药、压痛点局部封闭、小针刀松解等。

十四、跖筋膜炎

跖筋膜炎是跟痛症的一种,跖筋膜为足底腱膜的一部分,系足底深筋膜中央腱性增厚部分,起于跟骨结节内侧突,对维持足弓有重要作用。在节律性应力的反复牵引下如长跑、跳跃运动,以及越野、越障、队列,尤其是正步训练等部队训练以及长期持续站立等使足底前部负重增加,致使跖部肌腹和肌腱表面的致密结缔组织因过度活动、牵拉、挤压而引起筋膜缺血,跖腱膜跟骨结节附着处发生慢性纤维组织炎症,以后形成骨刺,被包在跖腱膜的起点内,这种骨刺可引起𧿹展肌、趾短屈肌和跖腱膜内侧张力增加,或引起滑膜囊炎,出现足跟痛称为跖筋膜炎,又称跖痛症。

（一）发病机制

当跖筋膜承受了超过其生理限度的作用力时,这种反复长期的超负荷将诱发炎症,形成退变、纤维化,导致跖筋膜炎。久而久之,跖筋膜挛缩引起跟骨附着处持续性的牵拉损伤,韧带和筋膜的纤维也就不断地被撕裂,人体为加强此处的强度,就引起附着处钙盐沉积和骨化而形成骨刺。

（二）临床表现

典型症状是在晨起或长时间休息后开始站立行走时,逐渐出现跟底及足心的疼痛,体检可有整个跖筋膜的压痛,以跟骨结节内侧处明显,足趾、踝关节在被动背伸时疼痛和压痛更明显。

急性伤者多有外伤史,如行走时足部突然踩着坚硬物或下

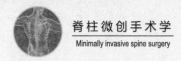

楼时不小心足跟着地过猛,慢性损伤者多见于40岁以上的中老年人,女性较男性多发,起病缓慢,甚至可有数年病史,临床表现为足底疼痛,不敢行走,检查时可见足底中部压痛明显、拒按,跛行。

第四章　颈肩腰腿痛常用微创治疗方法

第一节　Denervation 治疗技术

一、概述

Denervation 治疗技术是一种在 X 线影像引导下,精确热凝脊神经细小的后支,达到治疗颈肩腰腿痛目的的新技术。它属于微创介入手术,局部麻醉即可施行,几乎不出血,既安全又有效,很多时候能够达到开放手术的效果,但又可避免开放手术的巨大风险。

对于保守治疗无效的单纯颈肩痛,以及老年性退变性腰痛,我们采用 Denervation 治疗技术。该技术通过精确的穿刺使射频针到达目标神经,以 75℃～95℃的高温来灭活这些引起病人疼痛、严重影响病人生活质量的细小神经,阻断疼痛信号的传递,最终大幅度缓解甚至完全消除病人的病痛,甚至具备开放手术所不能达到的优良效果。由于这些细小神经被高温灭活,所以疼痛复发率很低,很多老年人通过一次神经射频热凝手术,极

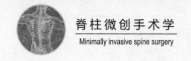

大减轻了疼痛,避免了开放手术,重新开始新的生活。

二、该技术的发展及原理

（一）发展

Denervation 治疗技术属于射频技术的一种。下面我们回顾一下射频技术的历史：1931 年，Krischer 首次应用电凝技术治疗三叉神经痛；1953 年，Sweet 和 Mark 对电凝技术做了改进，应用 300 ～ 500 kHz 的交流电进行治疗，大大提高了疗效；1965 年是射频技术发展的里程碑，其首次应用于脊髓传导束切断术；1974 年，Vetsmsto 将射频技术应用于脊柱疼痛综合征。

（二）原理

（1）脊神经后支概要及内容。

脊柱区的神经支配来自 31 对脊神经的后支。各脊神经后支均较前支细小，出椎间孔后，在相邻横突之间再分为内、外侧支，支配该区的皮肤和肌肉。多数脊神经后支在分布上呈较明显的节段性。第 1 颈神经的后支又称为枕下神经（suboccipital nerve），由寰椎后弓上穿出，分支支配椎枕肌和头半棘肌。第 2 颈神经后支的内侧支又称为枕大神经（greater occipital nerve），较粗，行程中跨越枕下三角，在枕外隆凸稍外侧穿过斜方肌起点和深筋膜，与枕动脉伴行，分布于枕部皮肤。第 1 ～ 3 腰神经后支的外侧支除支配竖脊肌外，其皮支在竖脊肌外缘穿背阔肌腱膜，向下跨越髂嵴后部达臀上部皮下，又称为臀上皮神经。上四对骶神经后支出骶后孔，第 5 骶神经神经后支出骶管裂孔。其中上三对骶神经外侧支构成臀中皮神经，分布于臀中部皮肤。各脊神经后支的行程与椎间关节关系密切，且皆行于背部深肌的肌纤维或腱纤维之间。临床上常见因横突或关节突肥大,背部深肌劳损、撕裂、肌纤维、腱纤维或韧带的肿胀出血等原因使后支受压,张力增加,导致腰背痛。

(2)颈椎脊神经后支诱发慢性颈肩痛。

颈椎脊神经后支诱发慢性颈肩痛是指由颈椎间盘突出、颈椎脊神经后支骨性纤维管卡压、颈项肌筋膜炎等原因导致的脊神经后支受刺激,引发其支配区域一系列疼痛不适症状。表现在患侧颈部至斜方肌范围针刺样或牵涉样疼痛,可放射至背阔肌与三角肌区域,颈部朝特定方向活动时可加重。近年来研究发现腰痛与椎管外的解剖结构有关,其中,脊神经后支卡压已引起临床关注。复习解剖学可知,脊神经在椎间孔外侧分为前后两支,前支粗大,构成腰骶神经,后支细小,向后行经骨纤维孔,在横突间韧带分为内、外侧支,后内侧支在横突根部,经乳突、副突之间骨纤维管从外上转向外下跨三个椎骨,分布于椎间关节连线内侧至后中线之间的组织结构,后外侧支紧挨下位横突背面向下外后行,沿途发出许多小支进入临近组织,其主干在骶棘肌内迂曲穿行,穿腰背筋膜至皮下,构成臀上皮神经,在腰部主要分布于关节突连线以外的骶棘肌等组织结构,故脊神经后支受卡压或有炎症时,在腰、臀、骶、髋及大腿等区域可出现主诉症状。射频治疗技术具有微创、快速止痛等特点,借助射频仪的电刺激试验功能,使电极针远离运动神经,通过调节射频输出功率的大小,设置作用温度,能精确控制毁损的范围,从而只毁损痛觉纤维,不毁损运动纤维,达到长久的治疗作用。注射消炎镇痛液可起到减轻局部水肿,消除局部无菌炎症的作用。

(3)通过射频仪发出高频射电电流,使靶点组织内离子运

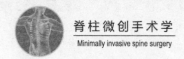

动摩擦生热,热凝毁损靶点区域组织,神经。高选择毁损痛觉神经纤维传导支,阻断疼痛信号向上位神经传导,破坏疼痛传导通路,使之无法传入大脑,不能产生疼痛感觉和体验,从而达到控制疼痛的目的。射频热凝颈腰脊神经后支治疗颈腰痛是基于射频电流通过有一定阻抗的神经组织时在高频电场作用下离子发生振动,由于运动中离子、偶极子与周围的质点相互摩擦产热以及克服导体或介质的阻力消耗电能产热,这是在组织内产生的热,而不是在电极产热,通过电极尖端的热敏电阻,即可测量到针尖处组织的温度。根据射频输出功率的大小可使局部达到所需要的温度,在组织内形成一定范围的蛋白质凝固的破坏灶,达到神经阻滞的目的。据 Sweet 报道,传导痛觉的无髓鞘细纤维(A-detia 和 C)在 70℃～75℃时就发生变性,而传到视觉的有髓鞘粗纤维(A-detia)能耐受较高的温度。根据不同神经纤维对温度耐受的差异性,将温度置于 80℃作用时间 30 秒,选择性阻断传导痛觉的细纤维,达到止痛的目的。

三、设备配置

①C 臂 X 光机一台。②ASA-601T 射频热凝器一台。③射频刀头(颈椎、腰椎)。④神经刺激阻滞针(颈椎、腰椎)*。

四、手术操作过程

(1)患者取俯卧位,根据脊神经后支的解剖特点确定损伤脊神经后支的部位。皮肤表面放置金属标记物,然后用 C 臂 X 光

---

* 以上器械由德国宝雅医疗科技集团提供。

机确定穿刺的平面位置,在病变椎间隙平面用记号笔标记。

（2）常规消毒,铺巾,用利多卡因做穿刺点的局部麻醉,在C
臂X光机透视下进行,将神经刺激阻滞针垂直刺入横突上缘（距
横突根部2～4 mm）,遇到骨质即为横突基底部,针稍向头端斜,
有落空感,证明针在横突的上缘,针稍向内斜遇骨质即为上关节
突外侧缘,稍提插穿刺针,当出现麻木疼痛放散与主诉疼痛部位
一致时证明针头已触及脊神经后支,即为治疗所需作用点。如
图4-1,图4-2,图4-3所示。

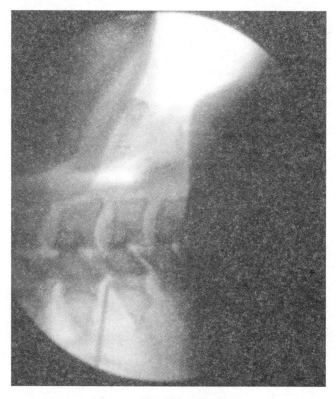

图4-1　术中颈椎X线侧位片

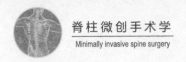
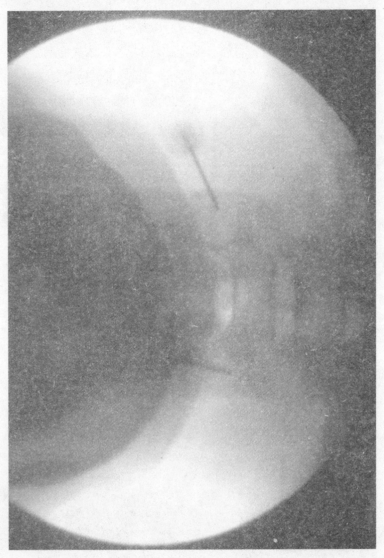

图 4-2 术中颈椎 X 线正位片

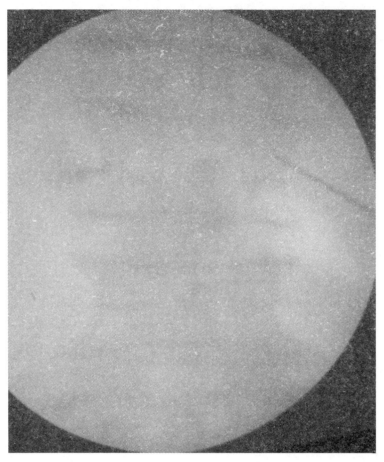

图4-3　术中腰椎X线正位片

（3）穿刺完成后,将神经刺激阻滞针套管的针芯抽出,将射频针插入绝缘的神经刺激阻滞针套管,附近的皮肤置一辅助电极,用导线连接射频发生器,打开射频热凝器的开关,进行射频热凝治疗。

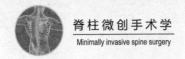
治疗参数：用进口或国产射频止痛仪治疗均可。如用进口ASA-601T 射频热凝器,选择的治疗参数为：射频频率 500 kHz,功率输出 10 W。射频针的非绝缘部分长 3 ~ 6 mm。温度预置80℃,作用时间预置于 30 秒。

五、术后护理要点及注意事项

1. 体位护理

术后,用平车送患者回病房,根据手术部位可平卧硬板床,四肢可适当活动。病人卧床休息时,要全面协助护理病人。术后佩戴颈托或腰围下床,2 周内避免长时间低头扭腰等动作。

2. 术后功能锻炼的指导

术后即可进行颈腰部功能锻炼,锻炼要循序渐进,时间由短到长,动作由轻到重,活动范围由小到大,但要持之以恒,以不增加疲劳及疼痛为宜。

六、Denervation 治疗技术适应证

（1）顽固性腰痛。

（2）腰椎键盘突出症、颈椎病、腰肌筋膜炎。

（3）肿瘤射频热凝治疗肿瘤浸润性或压迫性疼痛。

（4）肌筋膜挛缩射频热凝松解治疗肌筋膜疼痛综合征或神经卡压性疼痛。

七、Denervation 治疗技术治疗疼痛的优势

（1）在国外,该治疗在门诊手术室即可完成操作,也可选择住院进行治疗,住院时间大概 5 天。

（2）手术治疗时间短，一个部位（颈椎）手术30分钟左右。

（3）治疗创伤小。

（4）术后恢复较常规手术快，射频手术结束后即可下床活动。

（5）疗效肯定，万一效果不理想，可再次手术同样达到治疗效果。

（6）安全性高，手术后并发症及手术风险极低。

（7）费用便宜，费用只有普通外科手术的1/3左右。

八、腰椎小关节痛的射频消融治疗

1. 体位

患者取俯卧位。

2. 定位方法

可用C臂X光机帮助定位。每一小关节都有两个主要目标点，需要在X光透视下确认，分别是患处关节上方和下方之横突与椎板的连接处。皮肤进针点可以标明以便定位。

3. 操作程序

（1）皮肤进入点以1%的利多卡因作局部浸润麻醉。

（2）把射频套针刺入治疗的目标区。可以在X光透视下确定套针的正确位置，这时C臂应摆在患侧垂直线外偏45%的斜位，在这个角度可以看见针尖在经典"苏格兰狗眼"的位置。

（3）抽出套针的针芯，再插入温控的射频电极。

（4）射频温度预置在80℃，作用时间30秒为一周期，每一部位每次可进行2～3个周期的治疗。

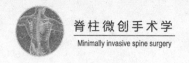

第二节　臭氧

一、概述

地球的大气层主要是由臭氧（O_3）组成，大气层能够过滤来自宇宙间的各种损害生物体的强辐射，是地球生命的保护伞，同时，大气层也起着杀菌的作用。随着物理、化学研究的深入和科技社会各行业之间的相互渗透，O_3 的医用价值渐渐凸显。

臭氧具有不稳定性，很容易被分解成为具有极强氧化能力的 O 和 OH（羟基），灭菌速度极快，对细菌、霉菌、病毒具有强烈的杀灭性，甚至可杀灭肉毒杆菌，因此，将其应用到医疗消毒中是一种极佳的消毒剂。同时，多余的 O 很容易集合成为 O_2，被人体吸收，因而具有无残留性，是一种干净、清洁的消毒剂。

臭氧对于治疗各类炎症有极佳的效果。实验证实臭氧可促进炎症过程消散，主要通过以下几个方面：影响细胞因子拮抗剂或自免抑制细胞因子，如 IL210 和 TGFβ_1 的释放；引起抗氧化酶过度表达以中和过量的反应性产物；刺激血管内皮细胞产生 NO 和 PDGF，引起血管扩张，从而导致炎症消散。

对椎间盘内的髓核组织和椎管内的炎性物质等亦具有很强的氧化作用。目前臭氧治疗椎间盘突出的显效率约为93%。

臭氧（O_3）具有强氧化性，可氧化髓核的蛋白多糖，使椎间盘内压力变小，突出部分回缩，从而消除了突出物对周围神经、脊髓等组织的压迫。臭氧椎间盘髓核消融术是在 CT 或 "C" 型臂引导下,将臭氧穿刺针直接进入突出的椎间盘髓核内,注入治疗量的臭氧,该技术具有创伤小、操作简便、无痛苦、安全性高等优点。可与其他几种技术联合应用提高疗效。

二、发展

　　椎间盘突出症的臭氧治疗最早出现在意大利。意大利Siena 大学 Bocci 教授从 20 世纪 80 年代起即对臭氧的作用机制进行了大量的基础和临床研究。结果表明,臭氧具有消炎、止痛及溶解髓核内的蛋白多糖等作用。1988 年,意大利医生 Verga首先将臭氧注入腰大肌及椎旁间隙治疗腰腿痛;20 世纪 90 年代中期, Muto 等将臭氧注入椎间盘及椎旁间隙治疗腰椎间盘突出症,并于 1998 年报道 93 例,其中有效率为 78%, Albertini 总结了从 1994 年至 2000 年的 6665 例多中心的研究结果,优良率达 80.9%。我国广州南方医院介入科何晓峰教授自 2000 年在国内率先开展该项手术,至 2004 年 6 月已治疗 450 余例患者,有效率 75.9%。目前臭氧治疗椎间盘突出症主要是采用经皮注射椎间盘内治疗,又称为臭氧消融术或氧 - 臭氧化学溶盘术(chemiodiscolysis with O_2-O_3 mixture),是将氧 - 臭氧浸润在髓核、神经根和(或)神经节周围,以治疗椎间盘突出症。

三、原理

　　1. 氧化髓核内的蛋白多糖
　　O_3 是一种强氧化剂,注入椎间盘后能迅速氧化髓核内的蛋白多糖,使髓核渗透压降低,水分丢失,发生变性、干涸、坏死及萎缩,来达到使突出的髓核回缩、神经根压迫缓解的目的。

2. 抗炎作用

O_3 的抗炎作用则是通过拮抗炎症反应中的免疫因子释放、氧离子等直接改善了动脉压迫、静脉淤滞造成的缺氧状况,最终减轻神经根水肿及黏连,从而达到缓解疼痛的目的。

3. 镇痛作用

O_3 的镇痛作用尚直接作用于椎间盘表面、邻近韧带、小关节突及腰肌内广泛分布的神经末梢,这些神经末梢被炎症因子和突出髓核所释放的化学物质(5-羟色胺、缓激肽、P 物质、磷脂酶 A_2 等)激活,引起反射性腰肌痉挛而致腰背痛,而 O_3 抑制这些神经末梢的反应,达到镇痛目的。

4. 化学针灸疗法

臭氧还能产生类似针灸样疗法的效应,即化学针灸疗法:通过激活疼痛感受抑制机制,从而刺激抑制性中间神经元释放脑啡肽而镇痛,能有效阻断疼痛刺激与伤害感受器间形成的恶性循环。

四、设备配置

C 臂 X 光机,医用臭氧治疗机 1 台,穿刺针。

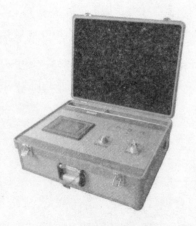

图 4-4　医用臭氧治疗机

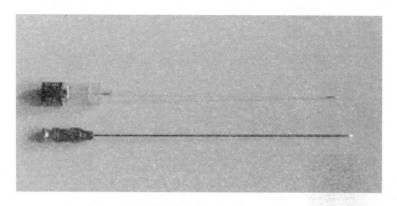

图4-5 穿刺针

五、手术操作

（1）患者俯卧于透视床上，腹下垫枕头，使腰椎椎轴变平直，便于穿刺。也可采用侧卧位，尤其是 $L_3 \sim S_1$ 椎间盘突出且髂骨翼过高者，健侧卧位，在腰下垫一枕头，健侧下肢屈曲，患侧下肢伸展，可使髂骨翼下降 $2 \sim 3$ cm，提高穿刺成功率。

（2）透视下确定病变椎间隙及穿刺点（脊柱患侧旁开 $8 \sim 12$ cm）并作标记。

（3）皮肤消毒、铺洞巾，以 2% 利多卡因做穿刺点局麻。

（4）用穿刺针，取与躯干矢状面 $45° \sim 55°$ 角，经穿刺点向病变间隙中后 1/3 部位刺入。作 $L_5 \sim S_1$ 椎间盘穿刺时，穿刺针须同时向足侧倾斜 $20° \sim 30°$ 进针。

（5）正位透视针尖在椎间隙的中央，侧位在椎间隙的后 1/3 处。如图4-6，图4-7所示。

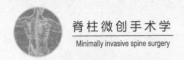
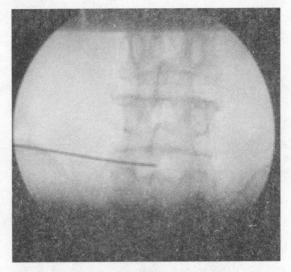

图 4-6　术中腰椎 X 线正位片

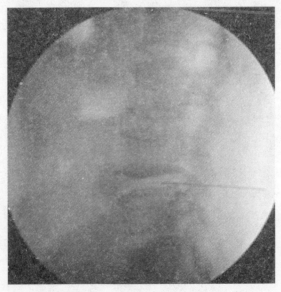

图 4-7　术中腰椎 X 线侧位片

（6）经穿刺针匀速注入浓度为50%的臭氧-氧混合气体5～20 mL，以推注时无明显阻力、气体不向病变间隙外弥散为度。如图4-8所示。

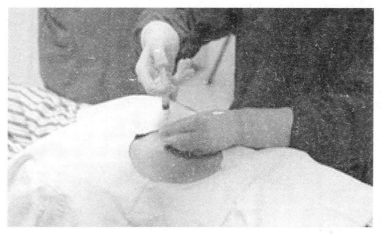

图4-8 术中臭氧注射过程

（7）将穿刺针退出纤维环至椎间孔旁，再注入臭氧混合气体10～15 mL，拔出穿刺针，以创可贴敷盖穿刺点。

六、术后护理及注意事项

（1）术后患者应卧床休息6小时，密切观察有无并发症发生。

（2）症状重者可静脉滴注甘露醇250 mL＋地塞米松5 mg及神经营养药。

七、注意事项

（1）严格掌握适应证、禁忌证。

（2）穿刺要在影像监视下，进针要缓慢，动作要轻。

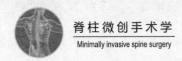

（3）吸取臭氧混合气体时不宜抽吸，而应借臭氧的压力自然进入注射器，以免混入其他气体。

（4）注入臭氧气体时，针尖可作小范围进退活动，以尽量扩大髓核与臭氧的接触范围。

（5）臭氧注入量要因人而异，量太少难以使髓核达到预期的氧化固缩效果，量太多，对椎间盘以外的组织有何负面影响，目前尚不十分清楚。

八、适应证

（1）临床症状明显，包括持续性腰腿痛、跛行等。

（2）脊神经受压体征阳性或皮肤感觉异常，如直腿抬高试验阳性等。

（3）经 CT 或磁共振成像（MRI）等影像学确诊为包容性或单纯性椎间盘突出或膨出，并且影像学表现和临床症状体征相一致。

（4）经 4 周以上保守治疗效果不佳。

（5）经外科手术治疗或其他椎间盘微创治疗效果不佳。

（6）经保守治疗但久治不愈的腰痛，无明显神经受压症状，但经影像学证实有相应平面的椎间盘病变，如椎间盘膨出，并排除其他原因所致。

九、禁忌证

（1）影像学检查为椎间盘脱出者；

（2）椎间盘突出合并椎间隙狭窄者；

（3）椎间盘突出合并椎体滑脱者；

（4）椎间盘突出钙化与合并感染、肿瘤等。

第三节 低温等离子射频消融技术

一、概述

低温等离子射频消融技术属于 21 世纪出现的一种新技术，不同于手术切除、药物化学溶解和激光汽化腰椎间盘组织等治疗椎间盘突出的传统方法，而是采用易于掌握的脊柱外科的常规微创技术手段。具有低温安全，不开刀创伤小、最大限度保护纤维环壁；对脊椎稳定性影响小，椎间盘再次突出率低等优点。

二、技术发展

"低温等离子消融术"是美国军事科技开发的医疗仪器，属于第四代物理治疗技术，在 1999 年美国 FDA 批准后，在临床治疗中开始迅速发展。2000 年这项技术首先在美国应用于临床。射频低温等离子消融术的应用领域包括脊柱外科、关节镜手术、耳鼻喉科、整形外科、普通外科以及神经外科。迄今，在脊柱外科和骨科领域，在全球范围内已实施超过 200 万例手术。

三、原理

其原理在于利用高能等离子场使组织分子分解，作用于椎间盘内部，汽化消融部分椎间盘髓核组织，然后再利用精确的热皱缩技术将刀头接触到的髓核组织加温至约 70℃，使髓核体积缩小，降低椎间盘内的压力，使突出的椎间盘减压，缓解对神经

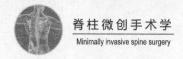

根的压力,减轻临床症状。

四、设备配置

X 光机,射频消融机(图 4-9),穿刺针。

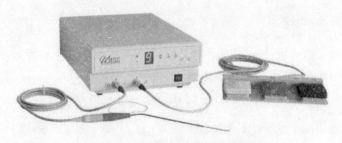

图 4-9　低温等离子机(射频消融机)

五、手术操作过程

患者取卧位(颈椎取仰卧位,腰椎取俯卧位),放置克氏针一类金属物,在 X 线侧位像上确定穿刺的准确位置。局麻下,右手持射频穿刺针,直接穿刺进入椎间盘,C 臂 X 光机透视引导下将穿刺针针尖至突出靶点位置,摄正位片,显示针尖位置(图 4-10,图 4-11,图 4-12),设定汽化棒工作范围,起点为髓核近侧缘,终点为髓核对侧缘。抽出穿刺针芯,插入与双极射频发生器连接的特制低温等离子射频消融专用汽化棒。如图 4-13 所示,设射频消融能量等级 2,在 C 型臂 X 线机透视监视下,运用 40° 到 70° 低温射频能量,分别按穿刺针的 2,4,6,8,10,12 点 6 个方向顺时针方向旋转消融和热凝。脚踏消融键,缓慢将汽化棒推送至终点,再踩热凝键将汽化棒撤回起点,完成一个治疗过程,消融和热凝的时间各为 3 分钟。

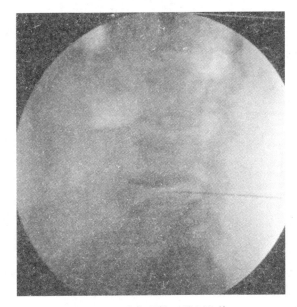

图 4-10 术中腰椎 X 线侧位片

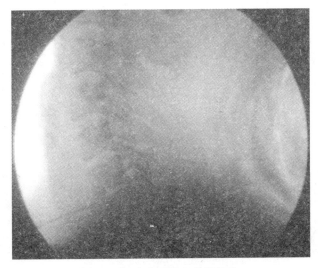

图 4-11 术中颈椎 X 线侧位片

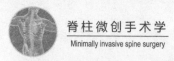
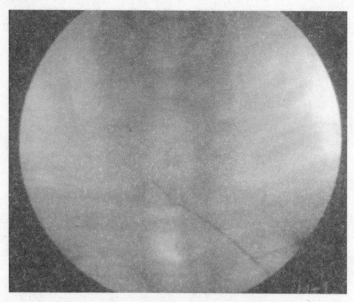

图 4-12 术中颈椎 X 线正位片

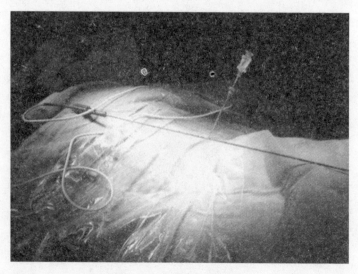

图 4-13 汽化液融过程

六、术后护理及注意事项

术后3天内注意卧硬板床休息,术后3天行腰背肌功能锻炼。

七、适应证

1.腰椎间盘突出症

反复发生的腰、腿痛,疼痛比较剧烈,沿坐骨神经走行的方向放射,咳嗽或用力大小便时可使疼痛加剧,伴麻木,经CT或MRI证实相应间隙椎间盘突出,及椎间盘源性下腰痛。

2.颈椎病

慢性头晕恶心,颈肩部沉重、疼痛伴上肢根性酸胀、灼痛等症状,经MRI证实相应间隙椎间盘突出的非脊髓型颈椎病患者,以及颈椎间盘源性颈椎病。

八、禁忌证

CT或MRI检查结果显示骨性椎管狭窄,骨赘或后纵韧带为主要致压因素;巨大的椎间盘突出或脱出;脊髓型颈椎病或仅以麻木症状为主者;有明显的进行性神经学症状或马尾症状者。

第四节　射频热凝消融术

一、概述

椎间盘射频(radio frequency, RF)治疗技术是通过特定穿

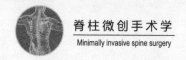
刺导针精确输出超高频电波,使局部组织产生局部高温,起到热凝固或使椎间盘髓核消融萎缩作用,从而治疗椎间盘突出的技术,因此又被称为"椎间盘突出射频热凝"或"椎间盘突出射频消融"。20世纪80年代已报道用于多种顽固性疼痛,神经和神经节的毁损治疗。

用于疼痛治疗的射频仪器专门设置有神经刺激功能,可发现和准确定位感觉神经和运动神经,用射频电流阻断或改变神经刺激功能,可达到解除疼痛的治疗目的,这种物理性神经热凝技术能极好地控制热凝灶的温度及范围,治疗后能减轻或消除疼痛而保持本体感觉、触觉和运动功能。

椎间盘射频消融术亦称微创椎间盘射频消融术(PIRFT)、椎间盘射频靶点热凝术,是指将射频针穿刺到突出椎间盘之突出物内加温,使突出物发生蛋白质凝固、突出物内压降低而回缩,同时修复纤维环,缓解对神经的压迫与刺激,达到不影响椎间盘内髓核的作用。

二、发展

1975年,shealy首次报道了应用射频热凝技术治疗小关节病变导致的腰痛。他用此方法对腰椎脊神经后支的内侧支进行射频热凝治疗,达到了很好的疗效,随后许多医师应用此种射频热凝方法治疗了许多慢性机械性腰背痛的患者。但该方法流行数年后,便不再受到推崇,原因是小关节退变引起腰背痛的发病率仅在20%～30%。1977年,Uematsu应用射频热凝脊髓背根神经节治疗脊椎源性疼痛。但由于仪器设备探头较粗大(14G),高温和粗探头导致脊髓背根神经节严重损伤,阻碍了射频技术的进一步发展。1981年，人们改用22G的细小射频针，针内置热偶探头，减轻了患者经皮穿刺的不适和软组织损伤，避免了脊髓神经主干的机械性损伤。这一重大改变，成为射频治疗技术发展的转折点。1996年，Yeung等首次采用射频技术治疗腰椎间盘突出症患者。1999年，美国食品和药物管理局（FDA）正式批准该技术可应用于脊柱微创外科。2002年9月美国实施了第一例颈椎射频热凝手术并取得成功。我国于2001年开始应用这项技术治疗颈、腰椎间盘病变。

三、原理

射频消融技术治疗椎间盘突出症即通过消融电极在椎间盘中将射频能量通过棒尖端的裸露部分发射，从而汽化部分椎间盘髓核组织。该技术既可确保胶原蛋白分子螺旋结构收缩，又能保持髓核细胞的活力，使椎间盘髓核体积缩小，达到对椎间盘周围组织神经根、动脉、脊髓等的减压目的，以消除和缓解临床症状，同时可使局部温度在短时间内增高，从而改善局部循环，使因疼痛而引起的肌肉痉挛得以缓解和改善。

四、设备配置

C臂机，射频热凝机，穿刺针。

五、手术操作过程

（1）患者取仰卧位（颈椎取仰卧位，腰椎取俯卧位），放置金属物，在X线侧位像上确定穿刺的准确位置。如图4-14，图4-15所示。

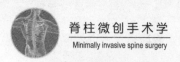

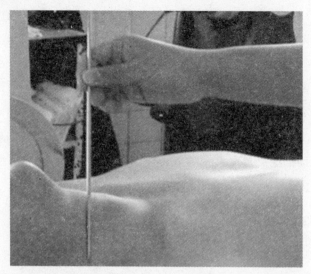

图 4-14　术前定位（Ⅰ）

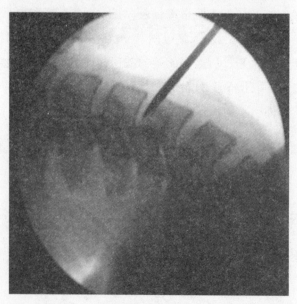

图 4-15　术前定位（Ⅱ）

（2）局麻下，右手持射频穿刺针，直接穿刺进入椎间盘，C臂X光机透视引导下将穿刺针针尖至突出靶点位置，如图4-16所示。

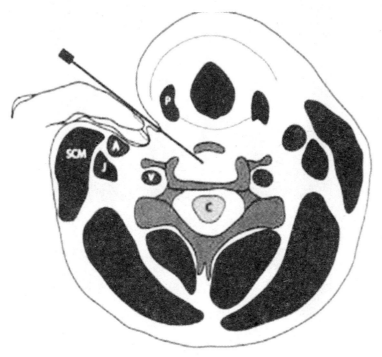

图4-16　颈椎穿刺示意图

（3）摄正位片，显示针尖位于靶点位置，可进行射频热凝治疗。

腰椎如图4-17，图4-18所示。

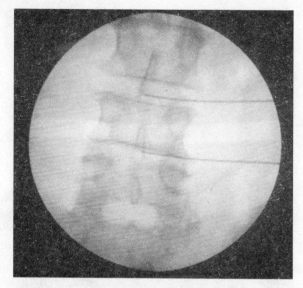

图 4-17　术中腰椎 X 线正位片

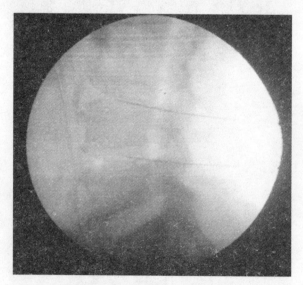

图 4-18　术中腰椎 X 线侧位片

颈椎如图 4-19,图 4-20 所示。

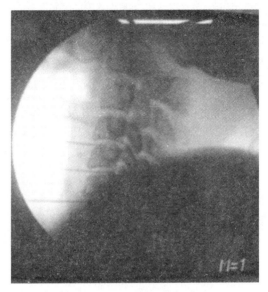

图 4-19　术中颈椎 X 线侧位片

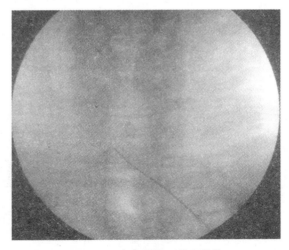

图 4-20　术中颈椎 X 线正位片

（4）启动电刺激，分别启动 2 Hz、1.2～3.0 V 的运动刺激，观察患者颈肌及肩部、前臂和臀部及下肢肌肉有无搐动，如无搐动表示射频热凝范围内无运动神经，可进行下一步安全操作。启动 100 Hz、0.8～3.0 V 的感觉刺激，应无颈肌及肩部、前臂和臀部及下肢肌肉的异常感觉或疼痛。如有异常感觉或疼痛，应将针后拔 1～2 mm，直至异常感觉或疼痛消失。

（5）针尖位置确定后，小心观察启动射频加温热凝功能，先从 60℃、持续 30s 开始，一旦有肌肉搐动或异常感觉则应停止加温或拔出电极。并测试 70℃、80℃、90℃各 30s，仍无明显异常，可进行射频热凝治疗。选用 60℃、70℃、80℃、90℃、95℃各治疗 60s。如图 4-21 所示。治疗时患侧肢体可能有皮肤温热感。

六、注意事项

（一）颈椎

（1）患者应清醒、合作，能和医生清晰准确地交流其感受，才能进行颈椎间盘靶点射频。

（2）颈椎为多重要血管和器官的部位，穿刺时操作者应认真从血管鞘和器官之间进针。

（3）穿刺进入皮

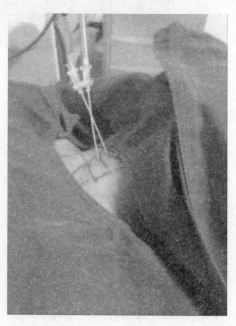

图 4-21　射频温解过程

肤或椎间盘后,医生要密切关注患者的感受和表现情况。因为颈椎间盘体积小,患者咳嗽或吞咽动作均可使已进入椎间盘内的针尖脱出盘外划伤甲状腺或颈前面的大血管。

(4)针尖进入椎间盘后,要反复进行正侧位透视来判断针尖位置,缓慢分次推进,或调整针尖在椎间隙内的位置。粗暴或大幅度进针容易向后损伤脊髓或向对侧伤及椎动脉或脊神经。

(二)腰椎

在穿刺过程中,若患者述下肢蹿麻感需调整进针方向,避免损伤硬膜囊及神经根。热凝操作过程中,若患者突感激烈疼痛,应立即停止操作,然后以 C 型臂 X 光机检查一切是否正常,若神经直接和电极接触,可能造成神经损伤。

七、适应证和禁忌证

(一)适应证

(1)影像学检查示椎间盘膨出,纤维环和后纵韧带无破裂,且与临床表现相符。

(2)保守治疗 2 个月无效。

(3)椎间盘高度不小于 50%。

(二)禁忌证

①椎间盘脱出;

②髓核游离;

③骨性椎管狭窄;

④侧隐窝狭窄;

⑤椎间隙狭窄,椎间盘高度小于 50%;

⑥椎体明显唇样增生或钙化;

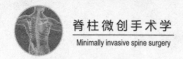

⑦脊椎不稳定；

⑧症状迅速发展；

⑨出现高位肌麻痹或马尾神经症状；

⑩有精神疾患者；

⑪甲状腺明显肿大或有甲状腺功能亢进未能控制好者。

第五节　经皮球囊扩张椎体后凸成形术

一、概述

经皮椎体成形术（percutaneous vertebroplasty，PVP）是在影像系统介导下经皮向椎体内注射一定量的骨水泥等材料，起到增加椎体强度、防止塌陷、止痛等作用。在此基础上又出现了经皮球囊扩张椎体后凸成形术（percutaneous kyphoplasty，PKP），即经皮及椎弓根先将可膨胀性球囊置入椎体，球囊膨胀扩张，骨折椎体复位，在骨折椎体内制造一个安全有效空间，放气后退出球囊并在低压下灌注骨水泥。PKP不仅能矫正脊柱后凸畸形，还能够迅速缓解患者的疼痛，使其早期恢复。不但创伤小、恢复快，也为后继的病因治疗提供了时间和可能。

二、该技术发展

PKP于1994年在美国开始出现，该技术以其良好的疗效和安全性很快地获得包括放射科、骨科及神经外科等各个相关学科的认可，并风靡全球。仅在美国，2002年就完成了38000例手术。目前欧美国家提倡将PKP作为骨质疏松性椎体压缩骨折一线治疗方案。

三、原理

在影像学系统的介导下,经皮及椎弓根向病变椎体内一次穿刺、放入导针、球囊等,扩张病变椎体,使骨折椎体复位,再退出球囊注入骨水泥,达到增加椎体强度、防止塌陷、止痛等作用。

四、影像设备的选择

X 光机,骨水泥穿刺系统:穿刺针(包括穿刺针套筒,穿刺针内芯),空心钻(活检用),实心钻,充盈装置,球囊,骨水泥注入装置(骨水泥注入套管,骨水泥注入推杆)。如图 4-22 所示。

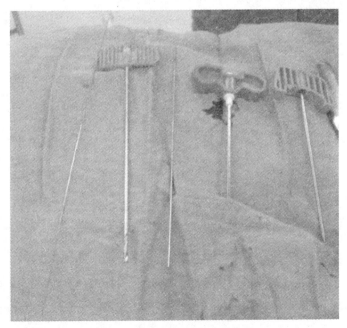

图 4-22　部分骨水泥穿刺器械

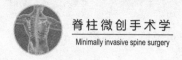

五、手术操作

（1）透视下，经椎弓根或椎弓根外用穿刺针刺入椎体，针尖进入椎体后侧皮质 1～2 mm。如图 4-23 所示。

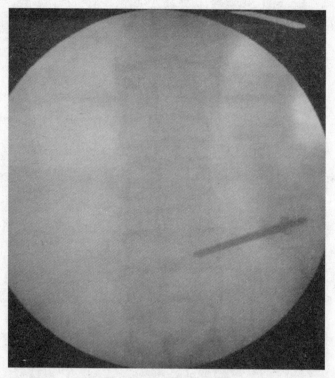

图 4-23　穿刺针进入椎体

（2）穿刺针位置准确后抽去穿刺针内芯，如有需要，插入空心钻，取部分骨做活检用；如不做活检，插入实心钻，旋转实心钻手柄，控制钻头位置，直到钻头头部到达椎体前缘皮质 2～3 mm处。如图 4-24 所示。

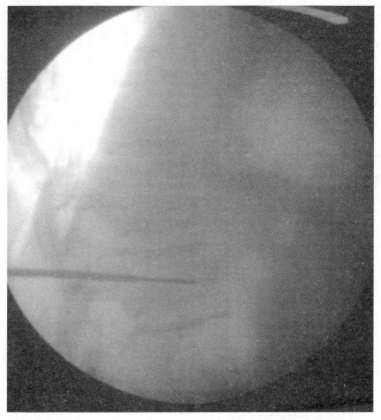

图 4-24　置入环钻

　　（3）在透视下确认钻头位置准确，拔出钻头，插入球囊，在透视下利用标识点确定球囊位置。如图 4-25 所示。

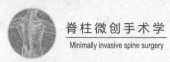

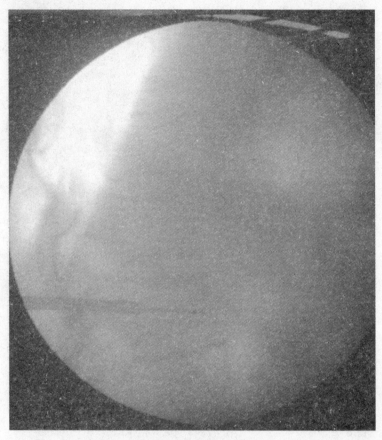

图 4-25　置入球囊

（4）向球囊内先注入少量显影液,透视下再次确定球囊位置,同时确定球囊完好;继续通过充盈装置向球囊内注入显影剂,每次 0.25 ～ 0.5 mL,直至膨胀结束。膨胀结束的标志:①骨折复位;②终板复位;③最大压力不超过 220 Pa。同时确保椎体皮质骨壁完整。如图 4-26 所示。

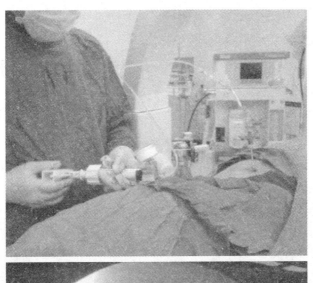

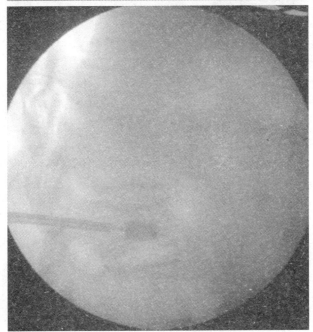

图 4-26 球囊内注入显影剂

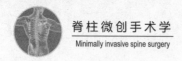

（5）用充盈装置将球囊内显影剂抽回,拔出球囊,如需要对侧用同样方法操作球囊。

（6）将骨水泥注入套管中装满,将骨水泥注入套管通过穿刺针套管插入到椎体空腔内,用骨水泥推杆缓慢将骨水泥注入套管中的骨水泥推入椎体空腔内;对侧用同样方法操作。如图4-27所示,体外观测骨水泥凝结情况,当骨水泥慢慢开始凝结时,拔出骨水泥注入套筒和穿刺针套筒。

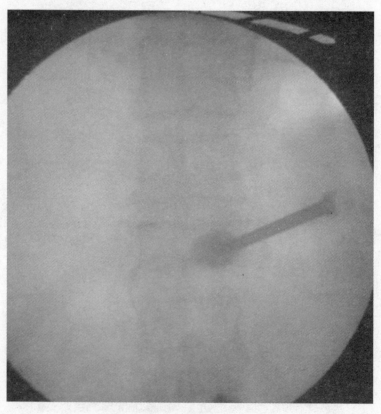

图4-27　置入骨水泥(正位片)

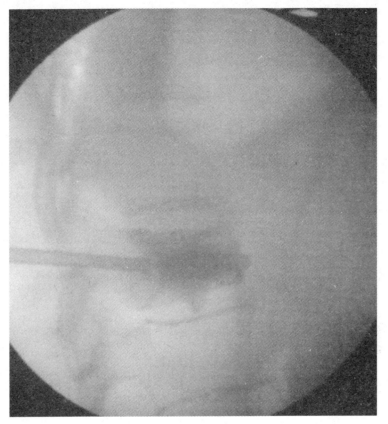

图 4-28 置入骨水泥(侧位片)

六、 适应证及禁忌证

（一）适应证

（1）疼痛的骨质疏松性椎体压缩骨折,经药物治疗无效;

（2）与骨坏死相关的疼痛性椎体骨折;

（3）不稳定的压缩性骨折;

（4）多发性的骨质疏松性椎体压缩骨折导致后凸畸形并引

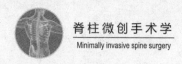

起肺功能、胃肠道功能的影响和重心改变；

（5）慢性创伤性骨折伴有骨折不愈合或内部囊肿改变；

（6）无神经症状的急性创伤性骨折；

（7）椎体血管瘤、骨髓瘤、椎体原发及转移性恶性肿瘤、部分椎体良性肿瘤。

（二）绝对禁忌证

（1）无症状的稳定骨折；

（2）药物治疗后明显改善的患者；

（3）无急性骨折证据的患者行预防性治疗；

（4）未纠正的凝血障碍和出血体质；

（5）目标椎体有骨髓炎；

（6）对手术所需要的任何物品过敏。

（三）相对禁忌证

（1）根性的疼痛且明显超过椎体的疼痛，由与椎体塌陷无关的压迫综合征引起；

（2）骨折块的后退引起明显的椎管压迫；

（3）严重的椎体塌陷；

（4）无痛的稳定骨折且病程超过 2 年；

（5）一次同时治疗 3 个或以上节段。

第六节　椎间孔镜技术

一、概述

椎间盘突出，特别是腰椎间盘突出，是骨科的常见病和多发病,在保守治疗无法取得满意疗效后,常需要外科手术进行治疗。对于需要手术方式解决的病例,以往多采用后路开放髓核摘除神经根管扩大术。该方法虽然疗效确切,但创伤大,对椎体旁肌肉和韧带组织损伤较大,并切除部分关节突关节和椎板骨质,可导致脊柱稳定性的破坏,并且手术时间长、出血多、术后卧床时间长,术后远期易出现脊柱失稳,继发性椎管内组织黏连、狭窄等并发症。因此,保持脊柱完整性和稳定性,最大程度减少手术并发症的微创脊柱外科技术是治疗脊柱疾病的研究方向。

自 1992 年出现侧后路内窥镜下椎间盘切除术后,许多学者报告了经椎间孔内窥镜下椎间盘切除术的技术及疗效。经皮椎间孔镜技术(percutaneous transforaminal endoscopic discectomy, PTED),代表一种全新的脊柱微创手术概念。理论上可以开展从颈椎到腰椎所有节段的椎间盘突出、椎间孔成型及纤维环修复术,目前临床实践中还多用于腰椎间盘突出。

这一新的微创脊柱外科手术技术相比早期的经皮椎间盘切吸术、化学髓核溶解术、激光、等离子等介入性微创治疗在技术层面上将间接解压变为直接减压,并将内窥镜技术和射频、激光技术完美地结合,极大降低了手术的并发症和复发率,同时扩大了手术适应证。另一方面与常规开放手术,甚至后路椎间盘镜技术相比,具备创伤更小、出血更少、麻醉简单、术后恢复更快及经济负担更轻等明显优势。据统计,手术的满意疗效可以达到 75% ～ 90%。由于它的诸多优越性,目前国际脊柱外科领域已经公认椎间孔镜髓核切除术在将来会和发展完善的关节镜一样占据该领域的主导地位。

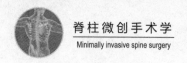
二、技术发展

目前,临床运用的经皮椎间孔内窥镜下椎间盘切除术主要有 Yeung 等提出的 YESS(yeung endoscopy spine system)技术和 Hoogland 等提出的 TESSYS(transforaminal endoscopic spine system)技术。虽然两种技术有着相似的工作通道及手术器械,且同样结合了射频消融技术,但两种技术在手术理念、穿刺部位、方法、减压区域和手术工作套管的位置等方面存在着明显的差异。

YESS 技术是从 Kambin 氏安全三角区(triangular working zone)如图 4-29 穿刺进入椎间盘内,由椎间盘内向外逐步切除椎间盘组织,并在双极射频辅助下行纤维环成形术,是一种由内向外的单通道或双通道技术。TESSYS 技术是 YESS 技术的扩展和延伸,不经过 Kambin 氏三角区穿刺进入椎间盘内,而是穿过椎间孔,直接定位于椎间盘突出或脱出的部位,直视下对突出或脱出的髓核组织进行摘除,因此是一种由椎间盘外向内逐步切除椎间盘组

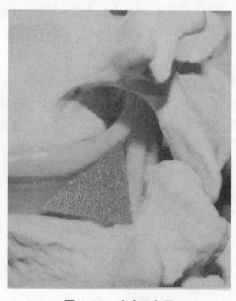

图4-29　安全三角区

织的单通道技术。

相比而言，YESS 技术适应证相对狭窄，难以取出脱出型和游离型椎间盘组织，对中央椎管和侧隐窝狭窄难以有效地处理，容易导致手术失败。一般认为包容性和韧带下型椎间盘突出是 YESS 技术的最佳适应证。而 TESSYS 技术的工作套管能直接进入椎管内，直视下不仅能经硬膜前间隙直接取出脱出和游离的椎间盘组织，还能行椎间孔扩大成形术、侧隐窝减压术等，工作通道不经过狭窄的 Kambin 氏三角区，有效避免了穿刺和置管过程中对出行神经根和神经节的损伤。

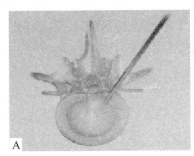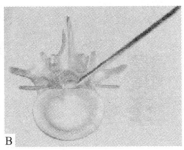

图 4-30
A：YESS 技术原理　B：TESSYS 技术原理

三、原理

椎间孔镜脊柱微创技术与传统的脊柱内窥镜类似，通过一个配备有灯光的工作通道，在患者局部麻醉、意识清醒的状态下，通过微小的组织创伤，在椎间孔区域、椎间盘纤维环之外，彻底清除突出或脱垂的髓核和增生的骨质来解除对神经根压迫造成的疼痛症状。其手术方法是通过特殊设计的椎间孔镜和相应的配套脊柱微创手术器械、成像和图像处理系统、双频射频机，

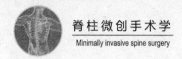

共同组成的一个脊柱微创手术系统。在彻底切除突出或脱垂髓核的同时,通过特殊的钻孔器和环钻配合清除部分骨质、治疗椎管狭窄、可以使用射频技术修补破损的纤维环等。使用椎间孔髓核切除术可以精确地对椎间盘进行手术而不触及非病变组织。由于椎间孔镜脊柱微创技术是在纤维环之外做手术,因此可以最大程度地保持纤维环的完整性和保持脊柱的稳定性,最大程度地降低手术中和手术后感染的危险性。

四、设备配置

(1)医用内窥镜。

(2)主机。

(3)工具及器械:

①不同开口形状的工作套管;

②不同直径的弧形导引杆;

③不同直径的扩张导管;

④不同直径的环钻;

⑤不同种类的抓钳;

⑥骨凿;

⑦弧形钳;

⑧不同种类的刮匙、尖锥;

⑨不同种类及形状的神经剥离器。

(4)摄像及冷光源:

①摄像主机;

②氙灯冷光源;

③医用液晶显示器。

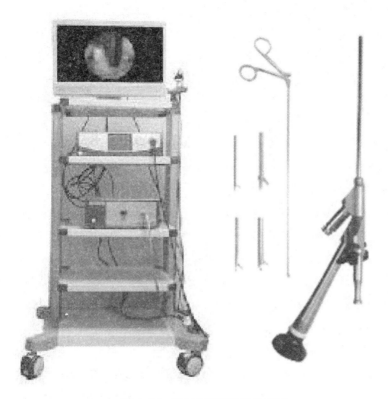

图 4-31　椎间孔镜系统部分器械

五、手术操作过程

（一）腰椎间盘切除减压术（YESS 技术）

1. 体位

患者俯卧于 Wilson 腰架上，腰部后凸，使椎间隙充分张开，扩大 Kambin 氏安全三角区的面积。

2. 定位

前后位 X 线透视下用克氏针沿腰椎棘突中点标定一条纵

线,在沿病变椎间隙中央标定一条横线,两线交点为正位像椎间盘中心点。在上、下椎弓根之间标定纤维环安全穿刺三角区。在侧位 X 线透视下沿病变椎间盘的倾斜方向标定出椎间盘的侧位线,该侧位线与经椎间的横线之间的交点为穿刺点。L_2-L_3 和 L_3-L_4 的穿刺点位于棘突中线外侧 8 ～ 10 cm,L_4-L_5 和 L_5-S_1 穿刺点位于棘突中线外侧 12 ～ 14 cm。根据患者椎间孔的大小和体型调整穿刺点位置,椎间孔越小、身体越胖,穿刺点越偏外侧。

3. 穿刺

应用 1% 利多卡因局部麻醉满意后,在 C 型臂 X 线机前后位透视下,用 18 号穿刺针与腰部皮肤成 25°～ 30° 的角度按术前标定的椎间盘方向进行穿刺,当穿刺针尖触及骨质或达椎弓根内缘时,调整 C 型臂 X 线机,在侧位 X 线透视引导下调整穿刺方向和角度,逐渐将穿刺针尖穿破纤维环时,可感到针尖有突破感。标准的 YESS 穿刺点为 C 型臂 X 线机正位透视下穿刺针尖位于上、下椎弓根中心点的连线上,侧位透视下穿刺针尖应位于上、下椎体后缘连线上。穿刺针逐渐刺入椎间盘内。正位透视下穿刺针尖应位于棘突连线上,侧位透视下穿刺针尖应位于椎间盘中后 1/3 连线上。如图 4-32

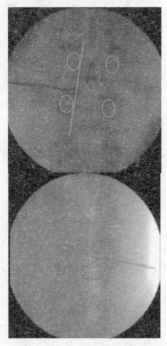

图 4-32 X 线显示进针位置

4. 造影

注入配好的造影剂进行椎间盘造影以判断椎间盘破损程度、破损类型和渗漏方向,并询问患者的疼痛反应。如图4-33所示。

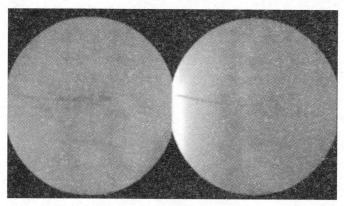

图4-33　术中造影

5. 安放工作套管

经18号穿刺针插入导丝如图4-34、图4-35所示,小心拔出穿刺针,以导丝为中心切一条长约8 mm的皮肤切口。将直径7.2 mm的导棒沿导丝插入纤维环上。在C型臂X线机透视下,用骨锤将导棒击入椎间盘内。沿导棒将直径7.5 mm、前端呈斜面的工作套管插入椎间盘内。如图4-36所示。

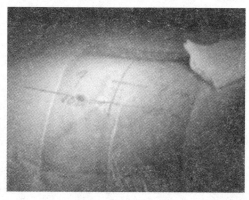

图4-34　置入导丝

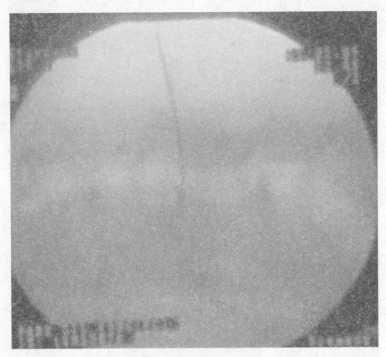

图 4-35　X 线显示导丝位置

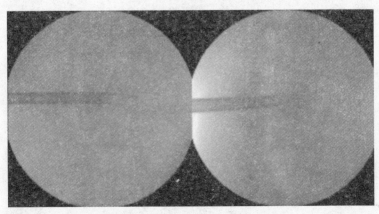

图 4-36　X 线显示工作套管位置

6. 椎间盘摘除减压

取出导棒,经工作套管植入椎间孔镜,持续灌洗液冲洗,在椎间孔镜监视下经 3.7 mm 内镜中央工作通道,使用各种型号和角度的髓核钳和髓核剪切除及取出蓝染的椎间盘组织,进行成分减压。如图 4-37 在双极射频的辅助下行椎间盘消融减压和纤维环成形术。

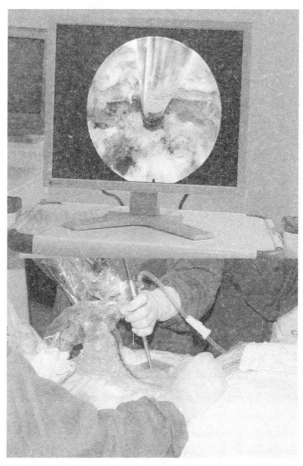

图 4-37　髓核摘除

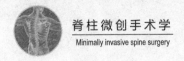

（二）腰椎间盘切除减压术（TESSYS 技术）

1. 体位

患者俯卧于 Wilson 腰架上，腰部后凸，腹部悬空，C 型臂 X 线机仔细确定标准腰部正侧位透视影响，正位像上棘突位于椎弓根连线中央，侧位像上椎体终板互相平行，手术节段位于透视影像中央。

2. 定位

前后位 X 线透视下用克氏针沿腰椎棘突中点标定后正中线和经椎间盘上缘的水平线，侧位 X 线透视下沿椎间隙倾斜方向标记一条经下位椎体后上缘的侧位线。该侧位线与经椎间盘上缘水平线的交点为穿刺点。对 L_5-S_1 椎间盘，还应在前后位 X 线透视下标记两侧髂嵴最高点的连线，并在侧位 X 线透视下标记一条经 S_1 上关节突到 S_1 椎体后上缘的侧位线，该侧位线与髂嵴最高点连线的交点为穿刺点。

3. 穿刺

应用 1% 利多卡因局部麻醉满意后，在 C 型臂 X 线机前后位透视下，用 18 号穿刺针沿标定线方向穿刺至下位椎体的上关节突前上缘，通常 L_4-L_5 外展穿刺角为 30°～40°，L_5-S_1 为 40°～50°。在关节突周围注射 0.5% 利多卡因进行浸润麻醉。

4. 造影

将前端弯曲的 22 号穿刺针通过 18 号穿刺针插入椎间盘组织，注入配好的造影剂进行椎间盘造影以判断椎间盘破损程度、破损类型和渗漏方向，并询问患者的疼痛反应。

5. 安放工作套管

取出 22 号穿刺针，经 18 号穿刺针插入导丝，小心拔出穿刺针,以导丝为中心切一条长约 8 mm 的皮肤切口。沿导丝插入直径为 2 mm 的扩张导棒,并沿导棒逐级插入直径 3.5 mm、4.5 mm和 5.5 mm 的扩张导管。沿导棒插入直径 3 mm 的环钻,到达上关节突尖部,顺时针旋转环钻去掉上关节突外侧缘部分骨质,此步骤需要非常小心,若操作不当有损伤神经根和硬膜囊的危险,通常认为环钻不超过上、下内侧椎弓根两线为安全。插入导丝,取出环钻和导棒,在沿导丝插入直径 3 mm 导棒,取出导丝。在C 型臂 X 线机正位透视下将导棒紧贴上关节突前下缘,经椎间孔击入椎管内。标准 TESSYS 手术穿刺点为 C 型臂 X 线机正位透视下导棒头端位于棘突中线上,侧位透视下导棒头端位于下位椎体后上缘。沿导棒分别置入直径 5 mm、6.5 mm 和 7.5 mm的环钻,再次去除上关节突外侧缘部分骨质,扩大椎间孔,并置入直径 7.5 mm 工作套管。

6. 椎间盘摘除减压

经工作套管植入椎间孔镜,持续灌洗液冲洗,在椎间孔镜监视下经 3.7 mm 内镜中央工作通道,使用各种型号和角度的髓核钳和髓核剪切除及取出突出、脱出及游离蓝染的椎间盘组织,探查和松解神经根,进行充分减压。在双极射频的辅助下行椎间盘消融减压和纤维环成形术。

手术完毕前,仔细检查椎间盘、硬膜外脂肪、后纵韧带和神经根等,让患者用力咳嗽,检查神经根的减压程度,用射频电极止血。术后缝合切口,无菌敷料包扎,无需放置引流,术毕可经工作套管注射地塞米松棕榈酸酯 7.5 mg + 1% 利多卡因 2 mL,以减少术后下肢感觉异常的发生率。术后抗生素预防感染、甘露醇脱水、营养神经等对症治疗。

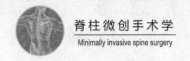

六、术后护理及注意事项

（1）术后嘱患者卧床4～6小时，之后戴腰围保护下床活动，注意观察生命体征变化，双下肢感觉、运动及二便有无异常，注意防止脊柱扭转，轴线翻身。术后无胃肠道症状即可进饮食。

（2）第1～3天，进行直腿抬高锻炼及股四头肌等长收缩锻炼，鼓励规律下床活动。

注意切口处规律换药，避免感染。注意观察敷料是否完整，有无渗出，换药时观察切口处有无疼痛、红肿、渗液。

（3）第3～5天，加大以上锻炼，增加下床活动时间。

（4）第7～14天，开始腰背肌锻炼，提高腰背肌力量，增强脊柱稳定性，即使痊愈出院后也应坚持进行锻炼。及时拆除切口缝线。

（5）术后短期内尽量避免弯腰及久坐，术后3月内避免过度体力活动和剧烈体育锻炼。

七、手术适应证

（1）腰椎间盘突出症严重，伴有下肢放射痛，经严格的保守治疗无效或已经造成急性神经功能障碍，包括旁中央型、外侧型的突出、破裂、游离的椎间盘，最佳适应证为单节段的外侧型突出。

（2）尽管保守治疗有效，症状很快复发，反复发作两次以上，发作时症状严重，影响工作及生活，病史超过半年以上者，或虽然症状体征都不十分严重，但病史较长，诊断明确，患者有手术治疗要求者。

（3）无论病史时间长短，有神经根受压的阳性体征，影像学检查与临床症状、体征一致。

（4）中央型突出，合并马尾神经损害症状，CT 显示椎间盘或后纵韧带无明显钙化者。

（5）尽管椎间盘突出症病史、症状、体征并不典型，但 CT、MRI 及椎间盘造影等影像学检查，发现有椎间盘巨大突出者。

（6）合并侧隐窝狭窄的椎间盘突出。

（7）突出物有钙化的椎间盘突出。

（8）系统保守治疗 6 ～ 8 周无效者。

（9）同意接受椎间孔镜手术并承担相应手术风险者。

八、手术禁忌证

（一）禁忌证

（1）合并有中央椎管骨性狭窄的腰椎间盘突出症患者。

（2）合并有双侧侧隐窝狭窄且有双侧神经根症状的腰椎间盘突出症患者。

（3）双侧哑铃型突出且有双侧神经根症状的腰椎间盘突出症患者。

（4）L_5-S_1 突出髂骨翼过高者。

（5）合并椎间隙明显狭窄者。

（6）游离型椎间盘突出，髓核组织进入椎管内或移向椎间隙的头侧或尾侧。

（7）椎管狭窄、黄韧带肥厚钙化、小关节增生、侧隐窝狭窄、椎间盘钙化、后纵韧带骨化所造成的压迫。

（8）椎间孔内型椎间盘突出症患者。

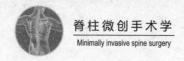

（二）绝对禁忌证

（1）曾行化学溶解术患者。

（2）有腰椎滑脱等节段不稳定表现者。

（3）伴有脊柱畸形、肿瘤者。

（4）凝血功能障碍者。

（5）有严重肌力下降、足下垂或马尾综合征者。

（6）合并有严重脏器功能减退或其他身体异常情况不能耐受手术者。

（7）症状、体征与影像学检查不一致者。

（8）合并精神性疾病者。

第七节　经皮选择性硬膜外神经松解术及椎间孔韧带切除术

一、概述

经皮选择性硬膜外神经松解术及椎间孔韧带切除术是韩国广惠医院朴庆佑教授发明的治疗腰椎间盘突出症及腰椎管神经根管狭窄症的微创治疗方法，已经在韩国首尔大学医院及广惠医院等医院广泛开展，两家医院平均每天能够做 4～5 个病人，从 4 年前开始至今已经有上千例病人接受了这项治疗，总有效率达到 70%～80%。手术时间十几分钟，病人术后即可感觉疼痛缓解，基本可以做到随治随走，在韩国非常受欢迎。区别于其他手术的最大地方是：不用直接处理突出的腰椎间盘，而针对椎间盘突出引起的继发性炎症、黏连、疤痕、神经根通道的狭窄等的机械和化学松解术,能够保护椎间盘。病人是在局麻状态下完成的此手术,安全性高,创伤小,是治疗脊柱疼痛的革命性技术。

二、原理

坐骨神经痛常见的病理基础是椎间盘突出,关节突关节增生,椎管及神经根管的狭窄, 以及化学因子的刺激,包括 TNF、IL-1、IL-6、IL-10、PDGF、IGF-1、TGF-β、EGF、FGF 等,这些致炎因子在神经根周围刺激神经根产生疼痛和黏连。经皮选择性硬膜外神经松解术及椎间孔韧带剥离术通过硬膜外导管到达神经根周围,通过机械性的方法达到神经根松解,然后通过药物包括高渗氯化钠、透明质酸酶、布比卡因、TNF 抑制剂等达到化学性的神经根松解。

三、椎管神经根管及椎间孔外韧带结构图解

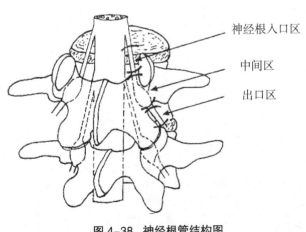

神经根入口区

中间区

出口区

图 4-38 神经根管结构图

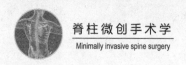
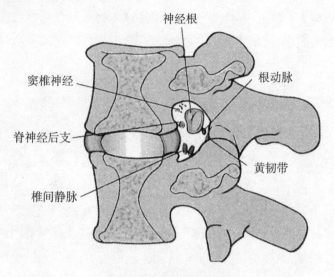

图 4-39 椎间孔结构图

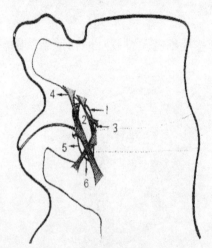

1. 脊髓动脉；2. 脊神经腹侧分支；3. 脊神经反支；
4、5. 背主支的中间和侧面分支；6. 静脉

图 4-40 椎间孔周围血管神经

四、适应证

1.硬膜外神经根松解术

腰椎间盘突出症及腰椎退行性疾病引起的腰腿痛(急性期、慢性期):膨出、突出、脱出及游离型腰椎间盘突出症;脊柱手术后持续性疼痛;定位明确的多阶段脊椎退行性疾病;因伴有内科合并症,不能接受开放手术者。如合并严重糖尿病、心脏病、高血压或呼吸系统疾病者;硬膜外神经黏连。

2.经皮椎间孔韧带切除术

同硬膜外神经根松解术;合并大的骶管囊肿,不能接受经骶裂孔穿刺硬膜外神经根松解术者;经骶裂孔穿刺硬膜外神经根松解术及椎间孔韧带松解术不成功者。

五、禁忌证

1.硬膜外神经根松解术

有出血倾向者;穿刺部位感染者;大的骶管囊肿;病人不同意接受此手术者;有硬膜外阻滞的其他禁忌证者。

2.经皮椎间孔韧带切除术

有出血倾向者;穿刺部位感染者;大的骶管囊肿;病人不同意接受此手术者;有硬膜外阻滞的其他禁忌证者。

六、手术步骤

(一)硬膜外神经根松解术

(1)硬膜外导管置入。

于骶裂孔处用利多卡因行局部麻醉,在 X 光机引导下向骶裂孔内穿刺,如图 4-41,图 4-42 所示。

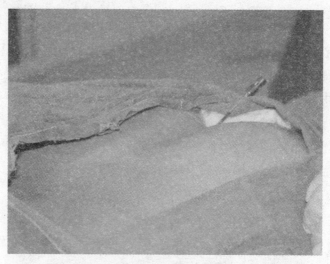

图 4-41 骶裂孔穿刺

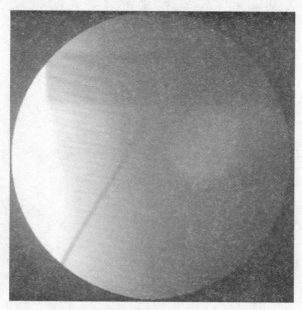

图 4-42 X 线影像

（2）进入后拔出穿刺针针芯,沿穿刺套针置入硬膜外导管,操作导管的方向,达病变椎间孔处。如图4-43,图4-44所示。

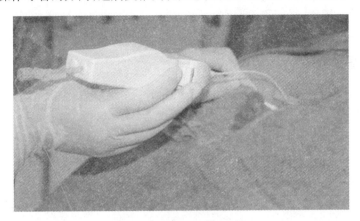

图4-43　置入硬膜外导管

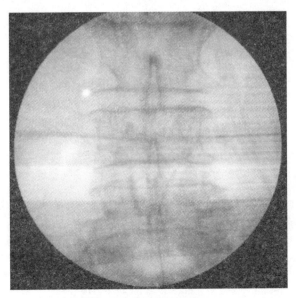

图4-44　导管达病变椎间孔

（3）神经根松解。

拔出导管内导丝，注入造影剂，观察神经根管的通畅程度。插入导丝，轻轻晃动导管，行机械松解。注入透明质酸酶、甲泼尼龙琥珀酸钠、布比卡因等注射液。再次注入造影剂，观察通畅程度。

（二）经皮椎间孔韧带切除术

（1）椎间孔穿刺。

透视下向椎间孔后上部穿刺，经过椎板外缘达椎间孔后上部。如图4-45，图4-46所示。

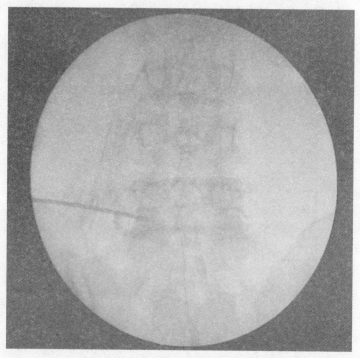

图4-45 椎间孔穿刺（正位）

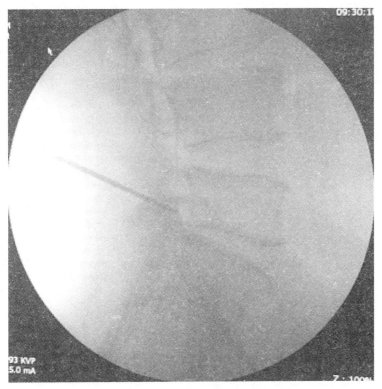

图 4-46　椎间孔穿刺(侧位)

（2）注入利多卡因、透明质酸酶、甲泼尼龙琥珀酸钠等注射剂。

（3）椎间孔韧带切除。

拔出穿刺针,沿针道置入手钻达椎间孔后上缘骨质,向中线钻入,透视下见钻头接近中线。如图 4-47 所示。

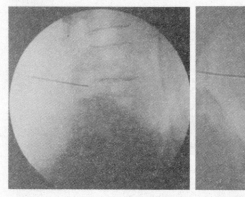
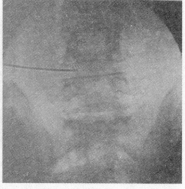

图 4-47 钻头近中线

拔出手钻，置入刮匙，向后上方刮除部分骨质，以切开椎间孔韧带。透视下见刮匙在椎间孔内接近中线。如图 4-48 所示。

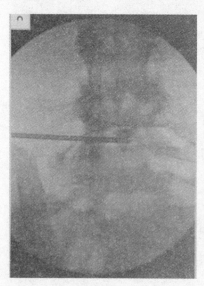
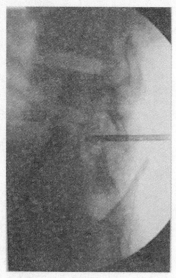

图 4-48 刮匙刮除韧带

第八节　经皮穿刺椎间盘切吸术

一、概述

经皮穿刺椎间盘切吸术是近年新兴的一门椎间盘介入治疗技术。它将切吸设备经皮穿刺到突出间盘的椎间隙内,将椎间盘部分髓核吸出,减轻椎间压力,从而使突出的髓核组织还纳复位,解除对神经根的压迫。整个操作在 C 型 X 光机的透视下进行,手术定位确切。手术过程约半小时,病人症状即刻缓解,术后卧床休息数日后即可出院。该方法具有不开刀、痛苦小、不出血、手术后即可缓解症状的特点。

二、技术发展

1975 年日本学者首次应用并报道,因当时套管工具等的限制,初期有效率较低,后经过多次改造,随着切除髓核渐增多,手术安全性逐渐增高,手术有效率明显提升。在国内,最早为刘加林于 1986 年首次应用并报道,后经多人研究及完善,进行技术推广,这项技术在国内逐渐开展。

三、原理

经皮穿刺椎间盘髓核切吸术是一种局限于椎间盘切除的治疗,主要是通过在椎间盘纤维环的小开窗,部分切除髓核,使椎间盘内的有效容积相对增加,椎间盘内的压力降低,使突出的

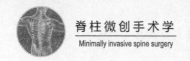

椎间盘具有回缩、还纳的余地,且经后外侧入路开窗切除部分髓核,此窗的存在人为地改变了髓核突出的方向,对椎间盘长期地持续减压起到了重要作用。从而缓解对神经根及椎间盘周围痛觉感受器的刺激,达到消除症状的目的。

四、设备配置

目前国内外椎间盘切吸器械种类较多,一般由穿刺引导系统、髓核切吸钳夹系统组成。

1. 定位穿刺引导系统

由直径 1.2 ～ 1.6 mm,长 250 mm 的穿刺针、管径逐渐增大的扩张套针、直径 5.6 ～ 7 mm 的工作套管及环钻组成。

2. 髓核切吸钳夹系统

包括切割器和髓核钳。

五、手术操作过程

（一）L_4-L_5 以上椎间盘切吸术的操作

（1）患者取俯卧位,腹部加 6 cm 左右高度软垫以减少腰椎前屈,增大椎间隙后部宽度。

（2）定位:透视下在腰背部放置克氏针一类金属物,在 X 线侧位像上确定穿刺的准确位置并在皮肤上标记。以病变椎间隙后正中线旁开 8 ～ 12 cm 为穿刺点,越往下距离越远,L_5-S_1 行髂骨钻孔法时可远至 18 cm,根据患者体格灵活掌握。如图 4-49 所示。

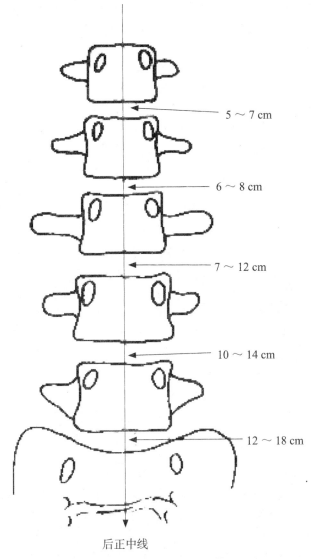

5 ~ 7 cm

6 ~ 8 cm

7 ~ 12 cm

10 ~ 14 cm

12 ~ 18 cm

后正中线

图 4-49 腰椎进行穿刺点示意图

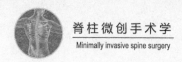

（3）以穿刺点为中心，局部浸润麻醉，用尖刀切开 3 mm 切口，穿刺针取与躯干 40°～60°角进针，透视下观察穿刺针正位在椎间隙的外 1/3 处，侧位在椎间隙的后 1/3 并与椎间隙平行为理想。如图 4-50、图 4-51 所示。

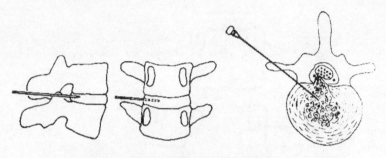

图 4-50 穿刺针位置示意图

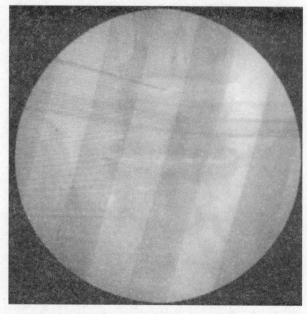

图 4-51 穿刺针 X 线位置示意图

（4）穿刺针到位后,退出针芯,沿穿刺针由细到粗逐级插入套管,直至将最后一级工作套管插入纤维环 3～5 mm 处,保留最后一级套管,拔除其内的各级套管及穿刺针。如图所示 4-52,图 4-53 所示。

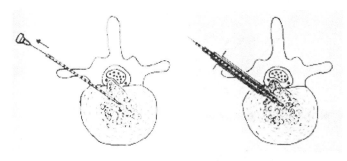

A.退出针芯　B.插入各级套管

图 4-52　插入套管示意图

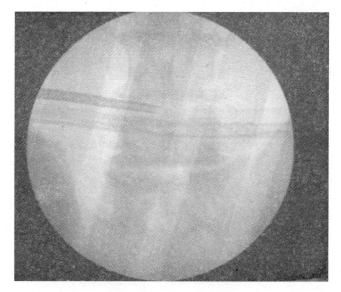

图 4-53　套管 X 线示意图

（5）透视复查外套管前端位于纤维环内无移位时，术者一手固定外套管，另一手插入环钻至纤维环，用力旋转环钻，至阻力突然消失，即有落空感时，表示已钻通纤维环。如图4-55所示，将外套管再往里稍推进，退出环钻。

（6）术者左手固定工作套管，右手持髓核钳，从工作套管进入椎间盘内，由浅至深从不同方向、不同角度反复夹出髓核组织，直至无髓核组织夹出为止。夹取髓核组织的量一般不应小于2 g。退出工作套管，包扎切口。如图4-54、图4-55、图4-56所示。

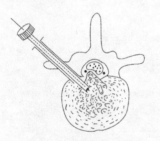

图4-54 锯通纤维环示意图

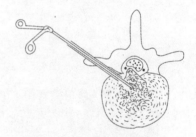

图4-55 夹取髓核示意图

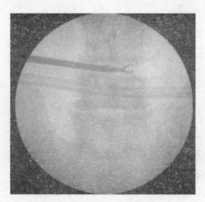

图4-56 夹取髓核操作示意图

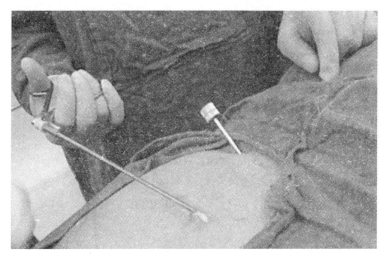

图 4-57　夹取的髓核

（二）颈椎间盘切吸术

（1）患者取仰卧位,垫高颈肩部,头尽量向后仰并稍偏向健侧。

（2）透视下在颈部放置克氏针一类金属物,在 X 线侧位像上确定穿刺椎间隙并在皮肤上标记。穿刺入路选择在食管、气管与大血管及神经之间的安全间隙。如图 4-58 所示。

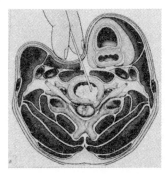 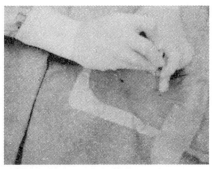

图 4-58　穿刺点示意图

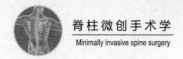
（3）以穿刺点为中心,局部浸润麻醉,用尖刀切开 3 mm 切口,术者左手示指、中指推开气管与颈动脉鞘,右手持穿刺针取与躯干 10°～ 15°角进针,缓慢进入病变椎间隙中外 1/3 处,进至有阻滞感时,透视观察位置。透视下观察穿刺针正位在椎间隙的中外 1/3 处,侧位在椎间隙前部并与椎间隙平行为理想。如图 4-59 所示:

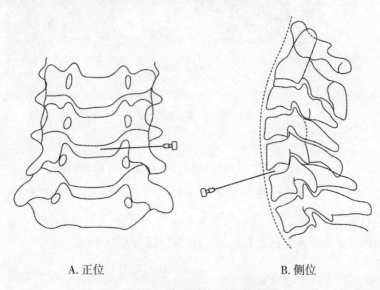

A.正位   B.侧位

图 4-59 颈椎间盘穿刺位置示意图

（4）穿刺针到位后,退出针芯,沿穿刺针由细到粗逐级插入套管,直至将最后一级工作套管插入纤维环,保留最后一级套管,拔除其内的各级套管及穿刺针。如图 4-60,图 4-61 所示。

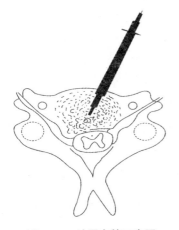

图 4-60 放置套管示意图

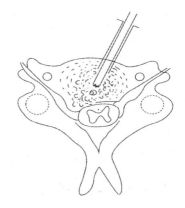

图 4-61 环锯钻通纤维环示意图

（5）沿套管插入环钻，钻开纤维环至髓核腔，退出环钻。

（6）置入髓核钳，从工作套管进入椎间盘内，由浅至深从不同方向、不同角度反复夹出髓核组织，直至无髓核组织夹出为止。夹取髓核组织的量一般不应小于 1 g。退出工作套管，包扎切口。如图 4-62 所示。

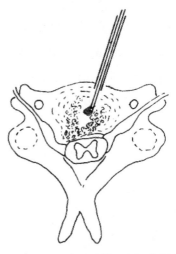

图 4-62 夹取髓核组织示意图

六、术后（护理、注意事项）

术后卧床休息 3 天并给予抗生素；术后佩戴颈托、腰围

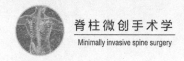
1～2周。

七、腰椎间盘切吸的适应证

（1）患者椎间盘突出症状明显,有明显腰痛、下肢痛及下肢运动感觉障碍等;

（2）CT、MRI 等影像学确诊为腰椎间盘突出,且与临床症状一致;

（3）经2月以上保守治疗无效。

八、腰椎间盘切吸的禁忌证

（1）脱垂或游离型椎间盘突出者,椎间盘突出较大,超过椎管一半的;

（2）病史较长,椎间盘有明显钙化者;

（3）椎间盘突出合并椎管狭窄的;

（4）外科术后复发者;

（5）椎间隙明显狭窄伴有椎体后缘明显骨质增生者;

（6）临床表现与影像学表现不符合的;

（7）合并椎体滑脱、肿瘤及其他病变者。

九、颈椎间盘切吸的适应证

（1）有颈椎间盘突出的症状体征,经保守治疗2月以上无效;

（2）颈椎影像学检查时椎间盘突出征象与临床表现一致;

（3）椎间盘突出无钙化、无游离脱垂,无椎管狭窄、黄韧带肥厚等。

十、颈椎间盘突出症的禁忌证

（1）临床症状与影像学表现不符；

（2）有椎间盘脱垂游离、钙化，有椎管狭窄等。

第九节　经皮前路颈椎间盘切除术

一、概述

颈椎间盘源性疼痛相对频发，大约80%的患者求助于止痛药和手法治疗以及理疗之类的保守治疗。只有当所有保守治疗措施均失效3个月以上，患者才考虑手术治疗。前路颈椎间盘切除加椎间植骨融合术（ACDF）仍被视为治疗颈椎间盘突出所致的根性痛的手术金标准。北美脊柱协会（NASS）的现有标准认为单纯前路颈椎间盘切除而不融合（ACD）和关节成型术能达到与ACDF相同的治疗效果。然而自体骨融合却被认为是维持颈椎正常前凸曲度的天然物质，因为它可避免因椎间盘空缺所致的椎体塌陷。迄今为止，仍无证据支持哪种手术技术更具有优越性。近期得到一篇评价颈椎间盘突出的不同治疗方法的综述强调非融合的ACD术不仅在短期的临床效果上等同于ACDF，而且由于手术较简单花费也较少。

ACD的普遍操作流程是摘除全部的椎间盘组织，磨除或不磨除椎体终板的软骨。这种单纯的减压过程在50%～70%的病例中会导致自发性的骨融合，而骨融合会导致临近节段的病变，因此近几十年发展了许多不同的手术技术。例如，人工间盘

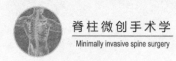

的嵌入,以及借助激光、酶、低温消融技术移除部分间盘或缩小间盘的微创髓核成型术。

总体来说,微创技术被广泛关注的原因主要是它们与传统开放手术相比,组织损伤少和恢复时间短。现今的经皮髓核成型术仍然存在争议,主要原因是这种方法对压迫神经根的病变组织移除不足。

本节介绍一种新型的、结合了高选择性突出椎间盘切除的椎间孔成型术的微创经皮颈椎间盘切除技术。它能在局麻的条件下施行并用于治疗椎间盘脱垂的伴或不伴有椎间孔狭窄的颈椎病。

二、设备配置

不同开口形状的工作套管、扩张导管、环钻、髓核钳。

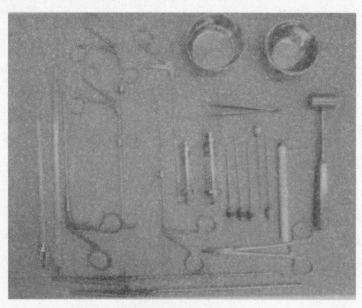

图 4-63　手术设备

三、手术操作过程

手术在患者处于仰卧位和头部轻微牵引的条件下施行。患者处于局麻状态且仅需一名麻醉医师监控整个手术过程。患者在手术过程中始终处于清醒状态,并随时监控患者的生命体征。由于患者处于清醒状态,当外科医生太接近神经组织时以及压迫组织被移除时都可以得到准确的辨认,因为清醒的患者可以口头描述疼痛缓解的程度。

周密的术前准备,通过 MRI 和 / 或 CT 可准确辨认突出的椎间盘和导致椎间孔狭窄的骨刺。

（1）患者仰卧于手术床上,用 X 线确定手术的位置,并标记在皮肤上,同时于中线旁开 3 cm 的位置用局麻药作皮肤和皮下组织浸润。用示指和中指分开食管、气管和颈动脉。用手指按压椎体前缘软组织直至触及待处理的椎间盘前缘。颈动脉搏动可在旁侧触及。从前侧方将穿刺针穿入待处理的椎间盘组织,如图 4-64 ～ 4-67 所示。

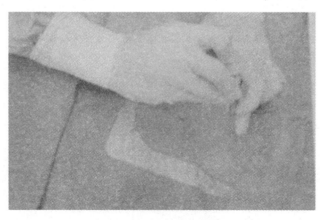

图 4-64　穿刺点示意图

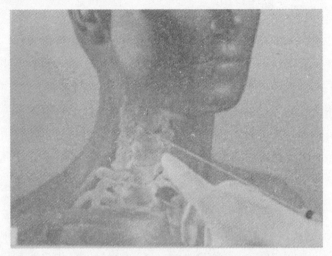

图 4-65　穿刺点示意图

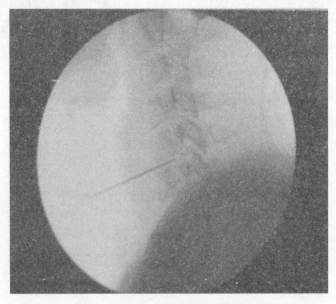

图 4-66　X线显示穿刺针位置（侧位）

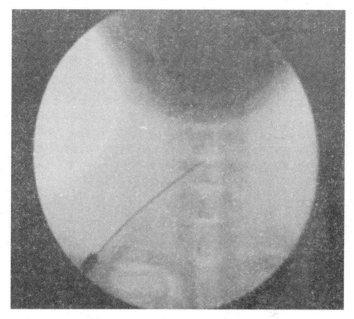

图 4-67　X 线显示穿刺针位置(正位)

（2）通过针头将造影剂注入椎间盘。如果存在裂隙可发生染色剂渗漏。通过影像学资料可看清椎间盘片段与硬脊膜间的空隙并能成功地将该间盘片段移除。

（3）根据突出间盘的形状和大小,可将髓核组织通过酶缩作用取出。在某些病例中,可将木瓜蛋白酶 500 U 缓慢地注入间盘。

（4）将导线穿入针头然后移去针芯。做一个小的皮肤切口,然后逐渐扩大软组织直到 3 mm 的工作套管能推至临近 Luschka 关节的脱垂部位,如图 4-68 所示。

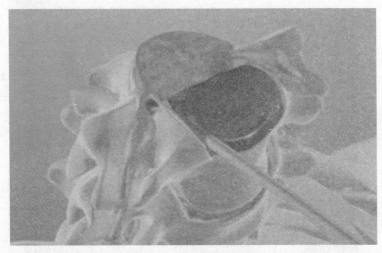

图 4-68　手术操作示意图

（5）通过工作套管可实现椎孔减压，通过 2 mm 的钻刀可将骨赘移除。然后通过特殊的钳子，突出或隐蔽的椎间盘组织可被钳住并拽出。如图 4-69 ～ 4-71 所示。

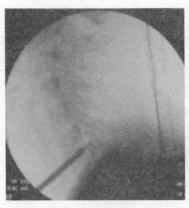

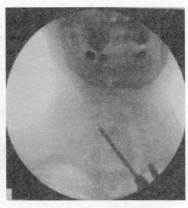

图 4-69　术中显示髓核钳
位置（侧位）

图 4-70　术中显示髓核钳
位置（正位）

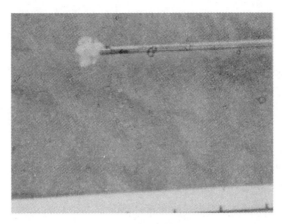

图 4-71　夹取的髓核组织

整个手术操作都是在 X 线的监测测控制下完成的。手术操作中最关键的是通过影像获取手术钳的正确位置应处于椎间盘突出的位置。

只有当无任何可被嵌夹的间盘组织时，才可移除手术器械（通过使用手术钳的手感可判断周围组织是否被清理干净），最后缝合伤口并加盖纱布。

患者在恢复室观察 2 小时，然后就可以回家或回病房而无需佩戴颈托。

大多数患者可在门诊处进行门诊处置。

四、优势

（1）创伤小，切口仅有 3 mm。

（2）保留所有稳定性元素（肌肉、韧带、小关节、椎间盘）

（3）可在局麻下施行手术干预，更适于存在血栓风险的患者。

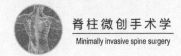

（4）无需融合也无需使用人工关节，因为只移除了少许组织。

（5）恢复快、出血少、瘢痕少，而且与开放前路切除术相比，感染较少。

（6）术后无需佩戴颈托。

五、缺陷

（1）手术操作要求很高的技巧。

（2）需要很长的一段学习过程。

（3）患者始终处于清醒状态，这将对不习惯在手术操作过程中听到患者抱怨的术者是一个极大的考验。

（4）麻醉团队应熟悉手术操作的过程，以便更好地将麻醉药物应用到手术操作的每一步。

六、适应证

（1）经 MRI 或 CT 确认的颈椎隐性或显性的椎间盘突出。

（2）存在神经根受压的临床或放射学征象。

（3）较颈部疼痛重的肩部及上肢痛。

（4）双侧上肢的麻木或无力。

（5）至少 3 个月的保守治疗无效。

七、禁忌证

（1）中央型椎管狭窄。

（2）双侧神经根病。

（3）脊髓病。

第十节　经皮内镜胸椎间盘切除椎间孔成型术

一、概述

胸椎与颈椎和腰椎有许多鉴别点,如梨形椎体,一种后凸的曲线,椎体与肋骨的接合和渐增粗的椎弓根。根据前两个鉴别点,通过胸椎横断面可以看出,胸椎硬膜囊的腹侧部分位于胸椎管的后半部分,并且胸椎椎管较其他椎体更为笔直。因此,较小的胸椎间盘突出(TDH)通过直接压迫和向椎间孔的脱垂即可引发症状,而不影响其后方硬膜下脑脊液的流动。这一情况可以解释为什么通过脊髓造影技术无法检测出软性TDH,而通过CT或MRI却可以发现。

若软性TDH引发脊髓性疾病,手术治疗无疑是一个更好的选择,虽然手术治疗会有许多潜在的并发症。然而,在像非手术手法较难处理的并伴有轻微或持续的神经退变的难治性疼痛或感觉改变,患者因害怕手术治疗的相关并发症,对于是否需要手术处理较犹豫,特别是中央型的TDH。经皮内镜胸椎间盘切除术(PETD)逐渐被发展为一种治疗软性TDH症候群的外科治疗手段。自从经皮腰椎间盘切除发展起来以后,PETD便成为处理软性TDH的一种常规手术。

谈及胸椎的其他特征,例如椎体与肋骨的连接,可以得出胸椎较腰椎更适于经皮内镜椎间盘切除术这一结论。肋骨可作为椎间孔一个重要的指引标志,以及防止椎间孔外软组织(如胸膜)损伤的硬性骨组织。与腰椎不同,胸椎的关节突呈叠瓦状排

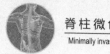

列,因此,工作套管更易进入而不必担心伤及神经根,造成术后感觉减退等问题。

二、器械

（1）C臂。

（2）18号标准尺寸脊髓穿刺针。

（3）扩张充填体和有柄环锯。

（4）各种类型的工作套筒。

（5）半刚性的工作导管内镜。

（6）显微钳。

（7）侧光型脉冲狄激光（YAG）。

（8）双极韧性射频探头。

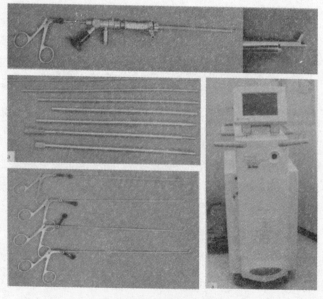

图4-72 部分手术器械

三、手术操作

1. 体位

患者处于俯卧位，双膝屈曲，双上肢放于头顶，并置于可透视床上。

为了能看到上位胸椎，可能会摆出各种体位，T_3-T_4 水平以下，常规俯卧位就足够了。

2. 胸椎节段的定位以及皮肤穿刺点

X 线透视下将手术的椎间盘以及椎弓根的位置标在皮肤上。插入 21 标准尺寸的脊髓穿刺针，然后重新确认脊髓节段。

皮肤穿刺点通常是中线旁开 5 ～ 6 cm 的位置。如图 4-73 所示。

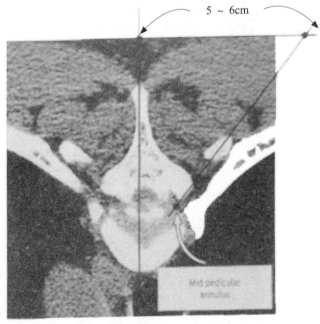

图 4-73　术前 CT 确定的进针点

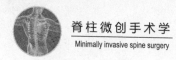

借助术前 CT 扫描或 MR 图像,通过延长椎弓根中轴线至皮肤侧缘来确定身体侧面的进入点。为了确定皮肤的进入点,之前插入的 21 标准尺寸的脊髓穿刺针可作为选择合适进入轨道的导向。如图 4-74,图 4-75 所示。

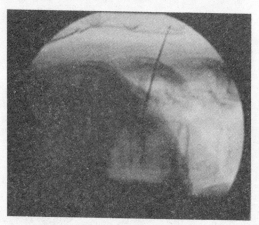

图 4-74　术中显示进针位置(Ⅰ)

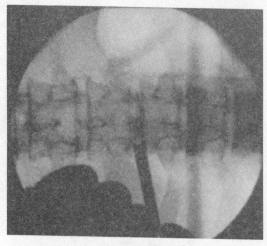

图 4-75　术中显示进针位置(Ⅱ)

3. 建立通道

1% 利多卡因浸润皮肤进入点后,将 18 标准尺寸的脊髓穿刺针插入椎间孔。然后将 1% 利多卡因 1 ～ 1.5 mL 注入椎间孔,接着将引导线插入硬膜外区域。去除导针后将直筒状充填体沿导引线插入身体后侧面。将一带斜面的套管穿过直筒状充填体,直到斜面进入身体侧上方。斜面套管的尖端必须进入椎弓根中轴线的附近,这样,一个通往椎间盘的安全通道就形成了。为了避免骨组织碎片进入硬膜外间隙,身体的侧上方位置和椎间孔中轴线应同时用一圆形切割器扩大。然后将一填充体通过扩大的椎间孔插入间盘。用一平面套管代替斜面套管,然后插入内镜。

4. 减压

减压的每一步都是在内镜的影像下进行的。因为胸椎体是梨形的,在侧位像上观察的椎体后缘线均位于硬膜囊的前方。初步减压后,套管被移至椎间孔的位置,并倾斜地安置在硬膜外区域。

突出的椎间盘的上下边缘被 YAG 激光所收缩,收缩的间盘组织被从椎间孔移至椎体体间(图 4-76)。

在手术操作的过程中,可用止血药物(凝血酶)进行局部止血,以保证术区视野清晰。减压完成后,通过观察注射氯化钠注射液时压力的变化可验证硬膜囊减压是否充分。伤口皮下缝合后用无菌敷料覆盖。

5. 适应证

伴有脊髓、神经根症状的椎间盘突出患者,影像学检查无狭窄、钙化; 保守治疗 3 月无效者。

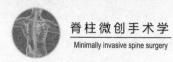

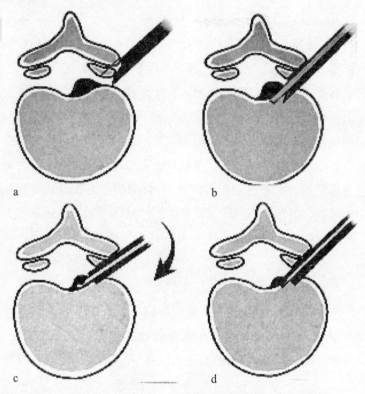

图 4-76　手术减压过程示意图

6. 禁忌证

（1）伴有椎间盘钙化、狭窄；

（2）椎体肿瘤、血管瘤等病变所致的；

（3）有脊柱畸形、骨折者；

（4）症状、体征与影像学检查不一致者。

参考文献

[1]邱贵兴.骨科诊疗常规[M].北京：人民卫生出版社,2004.

[2] Kambin, Parviz. Arthroscopic and Endoscopic Spinal Surgery[M].New York :Humana Press ,2005.

[3] 王希锐　椎间盘突出症的介入治疗 [M]. 北京：人民军医出版社 ,2010.